Reiki

GUIA PRÁTICO *para* *a* CURA ENERGÉTICA

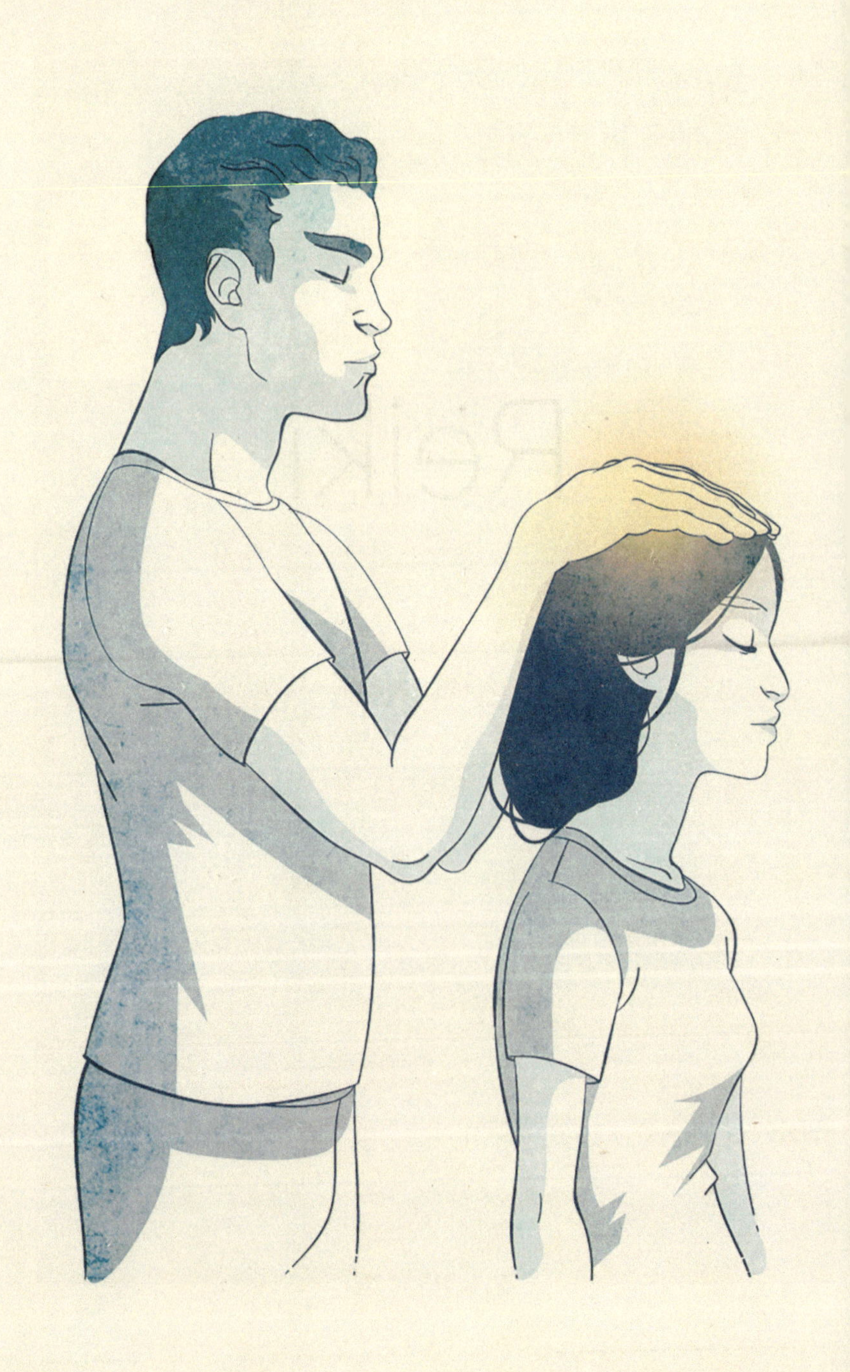

Reiki

GUIA PRÁTICO *para* *a* CURA ENERGÉTICA

+ de 100 tratamentos

KAREN FRAZIER

mantra.

Título original: *Reiki healing for beginners: the practical guide with remedies for 100+ ailments.*
Publicado originalmente em Emeryville, Califórnia, em 2018.

Grafia conforme o novo Acordo Ortográfico da Língua Portuguesa.

1ª edição, 1ª reimpressão 2022.

Editores: Jair Lot Vieira e Maíra Lot Vieira Micales
Coordenação editorial: Fernanda Godoy Tarcinalli
Tradução: Priscila Catão
Edição de texto: Fernanda Godoy Tarcinalli
Revisão: Brendha Rodrigues Barreto e Juliana El Taoil Azar
Diagramação e adaptação de capa: Ana Laura Padovan e Karine Moreto de Almeida
Ilustrações (capa e miolo): Gloria Pizzilli

Dados Internacionais de Catalogação na Publicação (CIP)
(Câmara Brasileira do Livro, SP, Brasil)

Frazier, Karen

Reiki : guia prático para a cura energética : + de 100 tratamentos / Karen Frazier ; [tradução Priscila Catão]. – São Paulo : Mantra, 2021.

Título original: Reiki healing for beginners.

Bibliografia.

ISBN 978-65-87173-00-9 (impresso)
ISBN 978-65-87173-01-6 (e-pub)

1. Reiki (Sistema de cura) I. Título.

20-45118 CDD-615.852

Índice para catálogo sistemático:
1. Reiki : Sistema de cura :
Terapias alternativas : 615.852

Cibele Maria Dias – Bibliotecária – CRB-8/9427

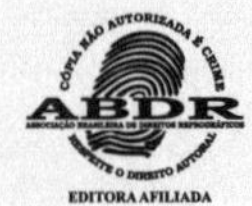

mantra.

São Paulo: (11) 3107-7050 • Bauru: (14) 3234-4121
www.mantra.art.br • edipro@edipro.com.br
@editoramantra

O livro é a porta que se abre para a realização do homem.

Jair Lot Vieira

❋ Para o meu pai ❋

SUMÁRIO

PARTE 3

Cura de mais de 100 problemas de saúde 133

7 Cura mental, emocional e espiritual 182

INTRODUÇÃO

No mês passado, dei uma aula de Reiki nível 1 para um grupo de Portland, Oregon. Perto do fim da aula, começamos uma sessão de prática em grupo em que todos os novos reikianos se reuniam ao redor de um dos seus colegas de turma e ofereciam a cura pelo Reiki diretamente. Cada um deles ocupou a mesa de Reiki naquele dia para receber a cura, e pude sentir o amor e a determinação fluindo entre as pessoas que nem se conheciam antes do início da aula naquela manhã.

Quando foi a vez da Cassie na mesa, aconteceu algo mágico. Enquanto todos os seus colegas canalizavam a energia do Reiki para ela, Cassie começou a chorar e repetir: “Obrigada, obrigada”. Foi um momento poderoso de cura que nenhum de nós vai esquecer tão cedo.

É por isso que pratico e ensino Reiki. Quando a energia Reiki é canalizada, criam-se conexões entre as almas, e as vidas são transformadas de uma maneira poderosa.

Falo com frequência da minha primeira experiência com o Reiki. Aconteceu durante uma época difícil em que eu estava vivendo profundamente no mundo prático, sem acreditar que houvesse algo neste universo além do que percebemos com nossos cinco sentidos. Naquele período, tive uma grave dor de garganta que durou semanas e não melhorava com tratamento médico. Por fim, desesperada, busquei o que eu achava que era uma médica que também trabalhava com plantas medicinais. Valia a pena tentar, decidi.

O que aconteceu não foi o que eu esperava. Ela realmente era médica e realmente trabalhava com plantas medicinais. Porém, ela era terapeuta de Reiki e também realizava cura pela energia e por cristais. Em vez de me prescrever plantas medicinais, ela me deitou em uma mesa, posicionou alguns cristais ao meu redor (enquanto eu revirava os olhos internamente) e colocou as mãos em várias partes do meu corpo. Fui tomada por um calor. E depois alguma coisa cedeu, e comecei a chorar descontroladamente. Chorei bastante por três dias. Mas minha dor de garganta passou e, por mais que eu ainda a sinta de vez em quando, nunca mais a tive por tanto tempo ou com tanta intensidade. E quando parei de chorar, eu me senti fantástica. Foi isso que motivou tudo o que aconteceu depois na minha vida — minha exploração da cura energética, da energia dos cristais, da cura pelo Reiki e da metafísica. Foi o início de uma jornada espiritual que mudou meu sistema de crenças e minha vida de maneiras maravilhosas.

Atualmente, escolhi compartilhar o que descobri na minha jornada com as almas dispostas que também buscam algo diferente no caminho de suas vidas. Ofereço aos outros ferramentas de fortalecimento, cura e autodescoberta.

Independentemente de onde você estiver no seu caminho, este livro é para você. Ele oferece uma introdução a uma das minhas ferramentas preferidas de empoderamento, o Reiki, uma energia de cura universal que tem a capacidade de mudar vidas e, acredito eu, de mudar a energia do planeta e do universo de formas positivas.

No entanto, antes de começarmos a curar o universo inteiro com a energia Reiki, precisamos começar com você. Neste livro, oferecerei ferramentas para lhe apresentar o Reiki, contarei a história dele, compartilharei como nos sintonizamos e usamos essa energia, e lhe darei informações sobre como aplicar Reiki em si mesmo e nos outros, a fim de provocar a cura que serve para o bem maior. Se seu desejo é um plano fácil e compreensível para sintonizar e canalizar a energia do Reiki, este livro é para você. Exploraremos os princípios e as práticas mais comuns do Reiki, e depois analisaremos várias aplicações para a correção de desequilíbrios energéticos que podem causar problemas físicos, mentais e emocionais.

É uma honra você permitir que eu participe dessa parte do seu caminho de cura. O Reiki mudou minha vida e pode mudar a sua também. *Namastê* (a luz em mim reconhece a luz em você). Desejo a você sabedoria na sua jornada.

PARTE 1

O básico do Reiki

1 Introdução ao Reiki

O Reiki é uma antiga energia de cura. É provável que ela existа desde o início dos tempos, mas no Ocidente ouvimos falar que sua origem se encontra na lenda compartilhada pela Madame Hawayo Takata, uma mestre de Reiki havaiana que levou o Reiki do Japão para o mundo ocidental. É a Madame Takata que é responsável pela disseminação do Reiki Usui Ryoho (Reiki Usui) no Ocidente, e os praticantes de Reiki que treinaram aqui têm uma linhagem que chega até ela. Ela ensinou a história como uma tradição oral, então às vezes é difícil distinguir fato e lenda. Quando possível, comento qual é qual.

Origens

Todos os mestres de Reiki ocidentais precisam ensinar a seus alunos de *nível 1* a história do Reiki, incluindo a Madame Takata e seu mestre, o Dr. Chujiro Hayashi, e o mestre e professor dele, o Dr. Mikao Usui (explicarei o que os níveis significam no capítulo 2). Para os reikianos ocidentais, a história começa com o Dr. Usui, embora fontes indiquem que o Reiki era praticado no Japão antes de o Dr. Usui desenvolver seu sistema.

Em seu livro *An Evidence Based History of Reiki* ["A História do Reiki com Base nas Evidências"], William Lee Rand, do Centro Internacional de Treinamento de Reiki, comenta que, quando a jornada de Reiki do Dr. Usui se iniciou, havia pelo menos quatro outros tipos de Reiki sendo praticados no Japão. Então, embora as origens dessa antiga prática de cura energética sejam anteriores ao começo da nossa história, o Reiki ocidental, também conhecido como Reiki Usui Ryoho, teve seu início com Mikao Usui e uma meditação de 21 dias no Monte Kurama no Japão.

MIKAO USUI

Mikao Usui (também conhecido como Usui Sensei — "sensei" significa professor) nasceu em 15 de agosto de 1865, na província de Gifu (perto de Nagoya), no Japão. Dr. Usui nasceu em uma rica família budista e viajou bastante em função da sua educação, incluindo viagens à China e à Europa. Ele estudou religião, medicina, divinação e psicologia. Durante sua vida, o Dr. Usui também teve muitos empregos.

Na sua vida pessoal e espiritual, o Dr. Usui buscava respostas para algumas das perguntas mais profundas da vida. Ele passou muitos anos em busca do estado de consciência conhecido como An-shin Ritus-mei, um estado profundo de paz e propósito. Enquanto o buscava, o Dr. Usui aprendeu práticas do zen-budismo em um monastério, inclusive a meditação Zazen. Como queria aprofundar sua prática a fim de alcançar o An-shin Ritus-mei, em 1922, o Dr. Usui fez uma viagem de 21 dias para meditar e jejuar no Monte Kurama.

Alguns mestres de Reiki dizem que, como parte de sua meditação, o Dr. Usui ficou parado debaixo de uma cachoeira na montanha e deixou que ela caísse na sua cabeça para ativar seu chacra da coroa. De acordo com a história oral da Madame Takata, o Dr. Usui meditou continuamente e, todos os dias, jogava uma pedra para fora da montanha. Quando as pedras acabaram, ele percebeu que tinha completado seus 21 dias de meditação.

Diz a lenda que, à meia-noite do 21º dia, o Dr. Usui sentiu uma luz entrar na sua mente pelo topo da sua cabeça, fazendo-o perder a consciência. Quando acordou, muitas horas depois, ele tinha se transformado para sempre. Ele se sentiu revigorado e cheio de vida, como nunca tinha se sentido antes, apesar dos 21 dias de jejum. E sentiu que sua consciência normal tinha sido substituída por uma espiritualidade profunda.

De acordo com a lenda, o Dr. Usui desceu a montanha correndo para contar sua experiência para o seu mestre zen. Na pressa, ele bateu o dedo do pé em uma pedra, e, ao segurá-lo com as mãos por instinto, o dedo milagrosamente sarou. Quando parou para comer e descansar em uma cidade, a moça que lhe serviu a refeição estava com dor de dente. O Dr. Usui colocou as mãos no rosto dela, e seu inchaço e dor diminuíram. Ao chegar no monastério zen, o Dr. Usui encontrou o abade de cama, sofrendo gravemente de artrite. O Dr. Usui colocou as mãos no abade, que foi milagrosamente curado. Na lenda, isso é conhecido como os milagres do Reiki. Dizem que, por causa desses acontecimentos, o Dr. Usui entendeu que tinha recebido um dom de cura, o qual chamou de Reiki, a palavra japonesa para força vital universal.

Os fatos retomam a história após o fim da lenda. Embora a experiência do Dr. Usui no Monte Kurama sejam informações incomprovadas e, portanto, seja considerada uma lenda, o que se sabe é que, depois da sua experiência, o Dr. Usui se transformou profundamente. Ele passou a morar em Tóquio e começou a oferecer aulas e tratamento de Reiki, desenvolvendo um sistema para as práticas do uso da energia Reiki. E passou o restante da vida ensinando o Reiki e curando com ele. Ele faleceu em 9 de março de 1926, em Fukuyama, Japão, mas não antes de conhecer e treinar o Dr. Chujiro Hayashi.

CHUJIRO HAYASHI

Chujiro Hayashi nasceu em 15 de setembro de 1880, em Tóquio, Japão. Ele se formou na Academia Naval Imperial Japonesa com um diploma em Medicina, em 1902, e se tornou médico naval. Ele ouviu falar do Reiki por causa de alguns de seus colegas médicos que tinham treinado com o Dr. Usui. Intrigado, Hayashi começou a estudar Reiki com o Dr. Usui em 1925.

O Dr. Usui pediu que o Dr. Hayashi desse continuidade aos seus ensinamentos e estabelecesse uma clínica em Tóquio, o que ele fez. Foi nessa clínica de Tóquio do Dr. Hayashi que Hawayo Takata começou seu treinamento de Reiki. De acordo com a lenda oral de Takata, depois que ela voltou para o Havaí, o Dr. Hayashi a visitou em 1937, e ela continuou seus estudos. Ele ficou lá vários meses ensinando a Madame Takata. Quando ele voltou ao Japão em fevereiro de 1938, no entanto, as autoridades da Marinha Japonesa pediram que o Dr. Hayashi repassasse informações sobre o Havaí, o que ele se recusou a fazer, e, por isso, foi considerado um espião. Para evitar mais problemas com seu governo, o Dr. Hayashi morreu por um suicídio ritual, *seppuku*, em 11 de maio de 1940. O fato de o Dr. Hayashi ter realizado o ritual do *seppuku* como um ato de honra é um dado histórico. O restante é baseado em lendas, e não se sabe se o suicídio dele foi pelo motivo alegado pela lenda ou por algum outro.

HAWAYO TAKATA

Hawayo Takata nasceu na ilha de Kauai, no território do Havaí, em 24 de dezembro de 1900. De acordo com o seu próprio relato, Takata sofria de dores abdominais, problemas pulmonares e distúrbios mentais que a levaram a um colapso nervoso. Durante uma viagem ao Japão por motivos familiares, Takata foi diagnosticada com pedras na vesícula, asma, apendicite e um tumor, e sua cirurgia foi agendada. Porém, em vez de procurar tratamento médico, Takata buscou a cura pelo Reiki com o Dr. Hayashi. Ela ficou impressionada com os resultados e decidiu aprender a técnica também.

Após passar um tempo no Japão e no Havaí aprendendo Reiki com o Dr. Hayashi, a Madame Takata desenvolveu um sistema (baseado no sistema do Dr. Usui e no do Dr. Hayashi) para a prática do Reiki e realizou curas por todos os Estados Unidos. Em 1970, ela também desenvolveu um sistema de ensino para novos mestres de Reiki, cobrando U$10.000 pelo treinamento de um fim de semana, pois ela acreditava que o Reiki merecia respeito, e jamais deveria ser praticado ou ensinado de graça. Madame Takata insistia que seus alunos decorassem o sistema do Reiki, ensinando-o como uma tradição oral. Ela advertia a praticantes e mestres que não oferecessem materiais escritos, como símbolos, posição das mãos ou até mesmo a história do Reiki.

No total, a Madame Takata treinou e sintonizou 22 mestres de Reiki. Seu sistema é a base de todas as práticas ocidentais do Reiki Usui, muito embora ele tenha evoluído com o passar do tempo. Hoje em dia, a maioria dos mestres de Reiki não cobra mais as taxas exorbitantes, e a maioria deles acha apropriado compartilhar o Reiki por escrito, pois tanto o Dr. Usui quanto o Dr. Hayashi davam materiais por escrito para seus alunos.

A Madame Takata praticou o Reiki por mais de 40 anos. Essa prática de cura se tornou conhecida e passou a ser disponibilizada fora do Japão, porque ela trouxe o Reiki para o Ocidente.

O que o Reiki pode fazer por você

A partir dos 22 mestres de Reiki da Madame Takata, originaram-se milhares de reikianos no mundo ocidental que praticam Reiki Usui Ryoho. Hoje em dia, os praticantes do Reiki Usui atribuem a origem da sua linhagem do Reiki àqueles que treinaram e sintonizaram seus mestres de Reiki, chegando até a Madame Takata, Chujiro Hayashi e o próprio Mikao Usui. Há centenas, ou talvez até milhares, de mestres de Reiki em todos os continentes, que treinam e sintonizam os novos praticantes e compartilham as tradições, a história e as práticas dessa forma de cura energética.

COMO O REIKI FUNCIONA

Ninguém sabe exatamente como o Reiki funciona, mas muitas pessoas já sentiram seu poder de cura. Uma explicação possível é o princípio da sincronização.

Quando dois corpos oscilantes (que se movem para a frente e para trás ou oscilam) estão próximos um do outro, eles tendem a entrar em uma mesma fase (ou seja, balançam na mesma frequência) e a oscilar em harmonia. Isso acontece devido a uma lei da física chamada de sincronização, descoberta inicialmente no século XVII. O cientista holandês Christiaan Huygens percebeu que, quando colocava dois relógios de pêndulo próximos um do outro em uma parede, eles terminavam entrando na mesma fase, e os pêndulos começavam a balançar no mesmo ritmo.

A sincronização está presente na maioria das formas de cura energética, como curas por cristais ou por som, e também em curas pelas mãos como o Reiki. Quando certas energias estão próximas do corpo humano, o corpo começa a vibrar na mesma frequência delas devido à sincronização. Algumas pessoas já estudaram reikianos durante as sessões e descobriram que as mãos emitem uma frequência de energia entre 7 Hz e 10 Hz, a frequência associada à cura física.

Durante uma sessão de Reiki, a energia flui do praticante. Estar sintonizado com a energia Reiki por meio de um mestre de Reiki permite que os praticantes se alinhem com essa energia para que ela flua livremente pelo corpo deles e do cliente. Assim, os dois se sincronizam para provocar a cura do corpo, da mente e do espírito. Portanto, os praticantes de Reiki não são realmente curadores no sentido tradicional da palavra. Um praticante de Reiki não cura seu cliente. Na verdade, ele serve de canal para a energia de cura do Reiki. O cliente atrai para si a energia canalizada pelo praticante, que flui até onde for necessário para que ela sirva ao maior bem possível.

OS CINCO PRINCÍPIOS DO REIKI

Na sua prática, Mikao Usui estabeleceu os cinco princípios do Reiki que ainda são usados hoje em dia por praticantes e mestres do Reiki Usui em todo o mundo. Todos os reikianos aprendem esses cinco princípios nas aulas de *nível 1*. Eles são:

Somente hoje, não me preocuparei.

Somente hoje, não sentirei raiva.

Somente hoje, realizarei meu trabalho com honestidade.

Somente hoje, eu me sentirei grato pelas minhas muitas bênçãos.

Somente hoje, serei gentil com meu vizinho e com todos os seres vivos.

Recomendo a meditação diária sobre esses princípios. Faço isso pela manhã e à noite, e de vez em quando durante o dia, quando me sinto desequilibrada.

Mesmo que você não alcance o objetivo de viver cada um desses princípios todos os dias, o importante é a consciência e o esforço de transformá-los em uma orientação para a sua vida. Meditar continuamente sobre esses princípios o ajudará a fazer com que eles se tornem uma parte regular do seu cotidiano.

Você não precisa decorar as palavras exatas. Na verdade, você até encontrará as mesmas ideias escritas de muitas maneiras diferentes. Porém, em todos os casos o significado é o mesmo:

Tente não se preocupar.

Tente não sentir raiva.

Viva com verdade e integridade.

Viva com gratidão.

Viva com bondade e compaixão.

Se em algum dia você não conseguir, lembre-se do seguinte: todos os dias, e até mesmo todos os momentos, são uma oportunidade para começar de novo e inserir esses princípios na sua vida. À medida que você integra esses princípios ao seu cotidiano, tenha consigo a mesma bondade que você teria com os outros.

DEFININDO CURA

Antes de discutirmos as maneiras como a energia do Reiki pode beneficiar você e os outros, é importante definirmos cura. Muitas pessoas entendem esse conceito erroneamente, e acham que a única maneira de se curar é se livrando completamente dos sintomas. No entanto, quando falo de cura, não estou me referindo apenas à remoção dos sintomas, muito embora eles realmente possam desaparecer. Na verdade, para mim, cura quer dizer que aquele que recebe a energia se alinhará com aquilo que serve para o seu maior bem possível.

Em alguns casos, isso pode significar que os sintomas ou condições desaparecem. Em outros, podem ser mudanças físicas, emocionais ou espirituais que servem para o bem maior do cliente, a fim de alinhá-lo com seu propósito de vida. Por exemplo, na minha primeira experiência com o Reiki, apesar de o desaparecimento da minha dor de garganta ter sido um benefício do tratamento de Reiki, a verdadeira cura que ocorreu foi que a energia do meu chacra laríngeo se desbloqueou, e pela primeira vez consegui discutir e compartilhar a minha verdade sobre certas circunstâncias da minha vida. Essa foi a verdadeira cura que aconteceu. O Reiki continua servindo para o meu maior bem possível como professora, curadora energética, autora e comunicadora.

COMO O REIKI PODE AJUDAR

Como você pode perceber, enquanto muitas pessoas consideram o Reiki uma modalidade energética que usa as mãos para provocar a cura física, ele também tem outros propósitos importantes.

O Reiki pode:

- Remover bloqueios energéticos que o impedem de avançar no caminho da sua vida;
- Ajudar a resolver questões emocionais ou espirituais, como luto, ressentimento ou baixa autoestima (entre outras coisas);
- Equilibrar a energia que flui pelos seus sistemas energéticos, que incluem os chacras, os meridianos e a aura (tema discutido no capítulo 3);
- Ajudá-lo a encontrar soluções para questões mais antigas, oferecendo assistência energética;
- Proporcionar apoio energético para questões físicas, espirituais e emocionais;
- Proporcionar cura e apoio energéticos para animais;
- Proporcionar cura e apoio energéticos para o planeta ou pessoas após desastres naturais ou acontecimentos traumáticos;
- Fortalecê-lo para que você viva sua vida a serviço do seu bem maior.

Como usar este livro

Para canalizar a energia do Reiki, você precisa se sintonizar com ela por meio de um mestre de Reiki que possa lhe proporcionar ensinamentos e sintonizações com o Reiki Usui, seja pessoalmente ou a distância. Este livro tem o objetivo de suplementar seu treinamento com seu mestre de Reiki, que lhe propicia os ensinamentos e as sintonizações dos *níveis 1, 2* e *3*. Este livro não pode sintonizá-lo, nem tem o objetivo de substituir um treinamento tradicional de Reiki.

A obra apresenta informações fáceis de entender e acompanhar, organizadas em uma progressão lógica, que pode ajudá-lo a aprender a usar o Reiki na sua prática pessoal ou profissional. Há informações sobre as aplicações práticas e de cura do Reiki. No entanto, você continua sendo responsável pela realização do treinamento e das sintonizações adequadas, preparando, conduzindo e documentando quaisquer práticas comerciais do Reiki em conformidade com a legislação de onde você mora e pratica.

Na parte 2, apresentarei informações sobre as posições básicas das mãos em uma sessão com imposição das mãos, com o objetivo de aplicar o Reiki nos outros, praticar a autocura e oferecer sessões rápidas quando você não tem tempo para fazer uma sessão completa de imposição das mãos. Após aprender e praticar as posições básicas das mãos, e compreender os símbolos do Reiki e seus usos tanto para a cura pela imposição de mãos quanto para a cura a distância, na parte 3 você aprenderá sobre problemas comuns de saúde de natureza física, emocional, mental e espiritual. Escolhi os problemas de saúde apresentados, porque é sobre eles que as pessoas mais me fazem perguntas como curadora energética e mestre de Reiki, e percebi que as práticas de cura energética foram importantes para me ajudar a resolver esses problemas ou a equilibrar as energias envolvidas. Para cada um deles, apresentarei informações específicas sobre como aplicar o Reiki na pessoa e/ou a distância para ajudar a equilibrar as energias que contribuem para o problema em questão.

Não sou médica. A discussão nos capítulos a seguir não tem a intenção de diagnosticar qualquer condição nem de substituir o tratamento médico apropriado. Assim, é essencial que você não diagnostique seus clientes por conta própria, e sempre os estimule a buscar o diagnóstico e o tratamento de todos os problemas com um profissional médico qualificado. Seu trabalho com o Reiki com cada cliente tem o objetivo de suplementar o diagnóstico e o tratamento adequados, e este livro é um grande recurso para ajudá-lo a fazer isso. Ele também pode auxiliá-lo a escolher práticas específicas do Reiki, posições das mãos e intenções que facilitam a cura.

2 Aprendendo o Reiki

Ofereço aulas e sessões individuais regularmente para ensinar os vários níveis do Reiki. Minhas aulas e sessões podem ter de uma a 20 pessoas (em um caso, uma aula que dei em uma conferência com mais dois mestres de Reiki teve cerca de 50 pessoas, o que foi bastante incomum). Na maioria das vezes, dou minhas aulas pessoalmente, muito embora também trabalhe com alunos por Skype ou videoconferência. Independentemente da maneira como interajo com meus alunos, o mais importante para mim é propiciar para eles uma base sólida, que permita a compreensão do Reiki, sua história e suas práticas, e também o progresso deles como reikianos seguros, compassivos e competentes. Quando você for procurar um professor de Reiki, esse também deve ser o objetivo dele.

Você e seu professor

Existem centenas, ou talvez até milhares, de mestres de Reiki (um termo que você também verá como *Shinpiden*) com os quais você pode trabalhar. Todos eles ensinam e sintonizam seus alunos de modos um pouco diferentes. Alguns só trabalham com alunos a distância, outros insistem em fazer isso pessoalmente, e também existem aqueles que usam uma mistura das duas opções. Alguns jamais interagem com seus alunos, oferecendo cursos *on-line* e sintonização a distância. Existem até mestres de Reiki que sintonizam seus alunos sem propiciar nenhum outro treinamento ou informação, presumindo que eles podem usar livros como este para aprender o básico.

Na verdade, não existe nenhuma maneira "certa" de ensinar Reiki. Embora a Madame Takata tivesse exigências rigorosas para seus iniciados e sobre como eles deveriam ensinar o Reiki Usui Ryoho e sintonizar os outros, à medida que as gerações de mestres de Reiki foram sendo criadas a partir dos 22 mestres originais da Madame Takata, as práticas de ensino e sintonização mudaram. A grande maioria dos mestres de Reiki compartilha certos elementos com os alunos, como a história, as posições das mãos e as técnicas, mas a maneira como os professores fazem isso varia de pessoa para pessoa. No entanto, o fato de que os mestres "devem" abordar essas coisas antes de sintonizar seus alunos não significa que isso sempre aconteça.

COMO CRIAR UM BOM CURRÍCULO DE REIKI

Para ser um reikiano seguro, compassivo e competente, é importante receber uma base sólida sobre a história, os princípios e as práticas do Reiki. Assim, é fundamental trabalhar com um mestre capaz disso, que esteja disposto a propiciar essa base sólida e essa formação. Um bom mestre de Reiki proporciona diferentes coisas, dependendo do nível de Reiki que esteja sendo aprendido, mas elas sempre devem incluir:

- Um manual escrito descrevendo a história do Reiki, os princípios apropriados para o nível de Reiki que você está aprendendo e as ferramentas e o conhecimento essenciais para a prática desse nível (muito embora alguns mestres de Reiki não ofereçam esses materiais escritos por acreditarem piamente, assim como a Madame Takata, que o Reiki só deve ser compartilhado como uma tradição oral);
- Uma aula ou uma sessão individual em que você aprenderá os princípios usando comunicação oral ou escrita (pessoalmente ou a distância) e terá a oportunidade de praticar as habilidades e de fazer quaisquer perguntas, obtendo as devidas respostas;
- Instruções claras a respeito de como realizar os elementos necessários para o seu nível de Reiki;
- Uma sintonização de Reiki apropriada para o nível que você está aprendendo;
- Materiais suplementares para reforçar conceitos essenciais, conforme necessário;
- A possibilidade de uma mentoria contínua, conforme necessário.

Se o mestre também puder lhe oferecer outras informações importantes para ajudá-lo a ser um curador energético mais competente, instruído e seguro, melhor ainda. Por exemplo, nas minhas aulas de Reiki, além do básico, eu também apresento informações sobre cura energética em geral, anatomia energética humana, princípios gerais da cura energética e práticas suplementares de cura energética (como cura pelo som, pelos cristais e pela aromaterapia). Embora essas coisas não sejam necessárias, elas expandem o conhecimento e a credibilidade do terapeuta de Reiki, e permitem que você propicie aos seus clientes uma poderosa experiência de cura.

ENCONTRANDO O MESTRE CORRETO

Em geral, a qualidade do mestre escolhido influencia o tipo de reikiano que você se torna. Assim como em qualquer outra instituição, você encontrará mestres de Reiki de vários níveis de competência, experiência, padrões, valores, ética e responsabilidade. Assim, é benéfico para você (e para a instituição do Reiki como um todo) encontrar um mestre e mentor que mantenha os padrões mais elevados possíveis, além de ter responsabilidade e ética.

Com tantas opções para aprender e sintonizar o Reiki – que vão de aulas *on-line* estáticas, compostas de uma série de artigos, seguidas de uma sintonização a distância, a mentorias individuais com *coaching* e imposição de mãos –, não é necessariamente *como* você aprende o Reiki que importa, contanto que você encontre um mestre que lhe propicie uma base sólida e que seja adequado para os seus horários, seu orçamento e suas necessidades de mentoria. Também é recomendável encontrar um mestre cujas técnicas de ensino sejam apropriadas para o seu estilo de aprendizado, e que ele seja alguém com quem você se dê bem e se sinta à vontade.

Para os meus alunos de Reiki, minha intenção é oferecer uma mentoria contínua, desde o momento em que eles chegam na minha aula de *nível 1*. Eu os acompanho durante todo o período em que eles trabalham com o Reiki, até mesmo depois de alcançarem o *nível de mestre*. Mantenho a comunicação com meus alunos durante a vida inteira deles (ou a minha vida toda), trabalhando com eles pessoalmente, *on-line*, ao telefone e em grupos de redes sociais, como o *Facebook*. Apesar de não ser obrigatório, estimulo meus alunos a manterem contato comigo e com a rede dos outros terapeutas de Reiki com quem trabalhei. Acho que esse é o padrão de excelência de uma mentoria, e fico contente em oferecê-lo, porque acredito que disseminar o Reiki e a cura energética é uma honra e uma responsabilidade de natureza profundamente altruísta. Se você encontrar um mestre que sente um nível semelhante de responsabilidade em relação a seus alunos, agarre-o com as duas mãos, pois essa relação o beneficiará enquanto você praticar todos os níveis do Reiki.

A distância ou presencial?

Você descobrirá que alguns mestres e praticantes de Reiki acham que você jamais deve trabalhar com um aluno a distância, e insistem em interagir apenas pessoalmente. Apesar de eu realmente preferir trabalhar com meus alunos pessoalmente e reconhecer os benefícios disso, também noto que é possível proporcionar a distância um treinamento e uma mentoria que sejam excelentes. Assim, a escolha é totalmente sua.

Qualificações

As qualificações necessárias para o seu mestre de Reiki são:

- Ter recebido treinamento e sintonização nos *níveis 1, 2* e *3* (*mestre*) do Reiki;
- Ser capaz de lhe mostrar certificados que atestem suas qualificações;
- Ser capaz de lhe mostrar documentação sobre a linhagem de Reiki dele, começando nele mesmo e passando por todos os professores até chegar a Mikao Usui.

Perguntas a fazer

Quando estiver analisando possíveis mestres, faça as seguintes perguntas e considere se as respostas deles são compatíveis com as suas necessidades.

1. Há quanto tempo você pratica Reiki? Quais são as datas aproximadas do seu treinamento e sintonização em cada nível? Quando se tornou mestre?

2. O que posso esperar se eu buscar o treinamento e a sintonização do Reiki com você?

3. Quantos alunos você treinou e sintonizou?

4. Quais informações você proporciona antes de cada nível de sintonização?
5. Você prefere ensinar pessoalmente ou a distância? Quais os benefícios do seu método de ensino?
6. Que educação ou assistência contínua você oferece aos seus alunos após cada nível de treinamento?
7. Você pertence a organizações ou associações como mestre de Reiki? Quais?
8. Quais materiais e documentações você me oferecerá por escrito?
9. Qual a sua filosofia pessoal sobre o Reiki e a cura energética?
10. Você tem formação em outros tipos de cura energética? Quais?
11. Você tem alguma perspectiva religiosa ou teológica em conjunto com o seu Reiki? Se sim, ela faz parte do seu treinamento e de sua filosofia pessoal? Como ela muda ou afeta a maneira como você ensina e pratica o Reiki?
12. Você aplica o Reiki ativamente em clientes ou apenas ensina e propicia sintonizações?
13. Qual o número máximo de alunos que você permite em cada aula de Reiki?
14. Você estaria disposto a fornecer referências?

A aula e a sintonização típicas do Reiki

Embora isso varie de mestre para mestre, há algumas coisas gerais que você pode esperar ao iniciar sua jornada no Reiki com uma aula e uma sintonização. Uma sintonização é o processo em que seu mestre de Reiki o alinha com o nível de Reiki com o qual você está trabalhando, para que você possa canalizá-lo.

A AULA

A maioria dos instrutores oferece entre uma e oito (ou mais) horas de ensino em sala de aula, seja presencial ou *on-line*, para cada nível de Reiki. Na aula, você pode ser o único participante, ou talvez haja muitos outros alunos. Seu mestre provavelmente lhe dará um manual descrevendo todo o assunto que ele ensinará naquele nível (meu manual é um arquivo eletrônico que meus alunos podem baixar) e também material suplementar, se necessário. Ele também apresentará instruções para o nível de Reiki que você está aprendendo, seja em uma aula ou em conteúdo on-line por escrito. Pessoalmente, você terá a oportunidade de praticar a imposição das mãos e ter suas perguntas respondidas.

A maioria dos mestres cobra uma taxa, embora alguns deles talvez não o façam. As taxas dependem do tipo e da duração da aula, do número de alunos e de outros fatores. Aulas em grupo custam menos do que sessões individuais, e aulas remotas podem custar menos do que sessões presenciais.

SUA SINTONIZAÇÃO

Sua sintonização com o Reiki o alinha à energia do nível de Reiki que você está aprendendo. Cada nível subsequente de Reiki o sintoniza com um nível superior de energia e com a energia dos símbolos usados nesse nível (se aplicável). (Para aprender sobre os *símbolos*, ver página 53.) Somente um mestre de Reiki (*Shinpiden*) que foi sintonizado com o Reiki de *nível 3* pode sintonizar as pessoas com qualquer nível de energia do Reiki.

Perto do fim da sessão, seu instrutor realizará sua sintonização com a energia do Reiki. Em aulas presenciais grandes, os alunos formam um círculo e se sentam em Gassho (uma postura meditativa do Reiki; você une as mãos na sua frente, em posição de prece, com os dedos médios se encostando suavemente), de olhos fechados, enquanto o instrutor sintoniza uma pessoa de cada vez. Nessas sessões, a sintonização de cada aluno demora cerca de cinco minutos.

Em aulas presenciais individuais, seu instrutor pedirá que você se sente de olhos fechados em Gassho enquanto ele o sintoniza. Se sua sintonização for a distância, você entrará em contato com seu mestre de Reiki em um determinado horário. Ele o instruirá a se sentar confortavelmente nesse horário em uma área silenciosa, longe de perturbações. Separe cerca de 15 minutos para a sintonização a distância.

Você precisa estar sintonizado com o *nível* de Reiki (*1*, *2* ou *3*) para poder canalizar a energia do Reiki dele. Ademais, você precisa ser sintonizado seguindo a ordem. Ou seja, você não pode ser sintonizado com o Reiki de *nível 2* se ainda não foi sintonizado com o *nível 1*, e não pode ser sintonizado com o *nível de mestre* (*nível 3*) antes de ter sido sintonizado com os dois primeiros níveis do Reiki.

Alguns mestres só sintonizam com um único nível de Reiki de cada vez, com um período entre as sintonizações para que o praticante se acostume a trabalhar com aquele nível de energia de Reiki e tenha a oportunidade de fazê-lo. Outros mestres sintonizam seus alunos com mais de um nível ao mesmo tempo, ou até mesmo com os três níveis de uma vez só, dependendo das circunstâncias, das necessidades do aluno e do seu currículo. Por exemplo, quando o aluno precisa imensamente aplicar Reiki a distância em alguém, como no caso de um parente doente que mora do outro lado do país, eu posso ensinar os *níveis 1* e *2* do Reiki e sintonizá-lo com ambos de uma vez só.

Não existe maneira certa ou errada de se fazer isso. O importante é que o momento da sintonização sirva para o seu bem maior e também para o bem maior daqueles com quem você está trabalhando.

Tendo dito isso, há uma sequência que costumo seguir. Gosto de deixar um espaço entre as sintonizações para que meu aluno possa se adaptar à nova energia do Reiki e se tornar um praticante competente e seguro antes de prosseguir para o próximo nível. Quando não sigo essa sequência, costuma ser em razão de o meu aluno ter necessidades específicas ou porque senti intuitivamente que preciso seguir outra programação. Em geral, a sequência que eu sigo é a seguinte:

- Começar com a sintonização com o *nível 1*. Deixo o praticante trabalhar com essa energia durante um período de três a seis meses (ou mais). Tento deixar pelo menos 21 dias entre as sintonizações dos *níveis 1* e *2* para permitir o processo de limpeza de 21 dias (ver página 36). Essa limpeza acontece após cada nível de sintonização;
- Depois de três a seis meses, ofereço o treinamento e a sintonização do *nível 2* do Reiki. Deixo o praticante trabalhar com essa energia por um período de seis meses a um ano, para que o aluno realmente entenda a energia do Reiki antes de ensiná-la aos outros. Tento deixar pelo menos 21 dias entre esse e o próximo nível;
- Cerca de um ano (ou mais) após o *nível 2* do Reiki, eu proporciono a energia do Reiki de *nível 3* (*mestre*) aos alunos que desejam praticá-lo nesse nível.

Embora essas instruções sejam gerais, às vezes essa sequência é comprimida, e em outros momentos ela é estendida devido às necessidades dos meus alunos. Você encontrará professores que fazem isso de outra maneira.

Antes da sua sintonização

Nas 24 horas antes da sua sintonização, é recomendável (mas não necessário) realizar os seguintes passos que o ajudam a se preparar:

- Durma bastante na noite anterior;
- Evite usar substâncias inebriantes por pelo menos 24 horas antes da sua sintonização;
- Beba bastante água e coma alimentos leves e nutritivos;
- Medite pela manhã antes da sua sintonização.

Durante sua sintonização

Meus alunos relatam ter passado por várias experiências durante a sintonização (tanto presencial quanto a distância). Você pode sentir algumas das coisas a seguir, todas elas ou nenhuma delas:

- Ver luzes rodopiando;
- Sensação profunda de paz e alegria;
- Perceber uma liberação emocional;
- Sentir suas mãos "se ativarem" — ou seja, sentir de repente um calor ou formigamento nas mãos;
- Sentir ondas de calor pelo corpo;
- Sentir uma emoção intensa de qualquer tipo.

Todas essas reações são normais, assim como não sentir nada. O segredo é permitir a experiência e aceitá-la como ela é.

Durante uma sintonização presencial, você sentirá seu mestre de Reiki se movendo ao seu redor. Ele pode tocá-lo, desenhar símbolos usando a ponta do dedo em você ou no ar perto de você, e também pode reposicionar fisicamente suas mãos.

Alguns mestres de Reiki também usam um processo chamado de respiração violeta, em que eles assopram nas suas mãos. Não faço isso nas minhas sintonizações, mas conheço vários mestres que o fazem. Meu mestre fazia isso, e, como eu não sabia o que ia acontecer, tomei um leve susto. Então, saiba que isso é uma parte importante da cerimônia de sintonização para alguns mestres de Reiki.

Após a cerimônia, tome um copo de água gelada para ajudá-lo a se aterrar. Converse com seu mestre sobre suas experiências incomuns, observações ou dúvidas.

Após sua sintonização

Depois de ser sintonizado, você passará por um processo de limpeza de 21 dias. Durante esse período, talvez você perceba mudanças nos seus estados físico, emocional, mental e espiritual. Você pode perceber alguns leves sintomas físicos, como nariz escorrendo ou congestão nasal, e também pode ser que você fique mais ou menos emotivo do que o normal. Seu sono pode ser perturbado ou ficar mais profundo, com sonhos vívidos, e talvez você perceba suas mãos "se ativarem" de repente (formigando ou esquentando) sem nenhum motivo aparente. Todas essas reações são normais.

Durante esse período, faça em si mesmo tratamentos diários de Reiki (ver capítulo 4), tome bastante água, tente dormir muito e meditar todos os dias. Isso o ajudará a passar pelos 21 dias do processo de limpeza.

Níveis de Reiki

Neste livro, mencionei três níveis de Reiki Usui Ryoho: o *primeiro*, o *segundo* e o *terceiro* (*mestre*). A seguir, temos uma breve descrição do que cada nível representa.

REIKI NÍVEL 1

Os elementos a seguir compõem o treinamento e a sintonização do Reiki de *nível 1*:

- História do Reiki (baseada em lendas e fatos);
- Cinco princípios do Reiki;
- Posições das mãos do Reiki para a cura de si mesmo e dos outros;
- Prática do Reiki de imposição das mãos;
- Instruções sobre como oferecer sessões de cura com imposição das mãos para seus amigos, sua família e você mesmo;
- Sintonização com a energia do Reiki *nível 1*.

Após terminar o treinamento e a sintonização do *nível 1* do Reiki, os praticantes conseguem canalizar a energia Reiki presencialmente para outras pessoas por meio do tratamento da imposição das mãos.

REIKI NÍVEL 2

O treinamento e a sintonização do *nível 2* do Reiki são compostos de:

- Treinamento sobre os três pilares do Reiki;
- Instruções sobre como praticar o Reiki intuitivo usando os três pilares (e não apenas as posições das mãos);
- Instruções sobre os três símbolos do *nível 2* do Reiki e sintonização com eles. Eles são necessários para canalizar o Reiki nesse nível e oferecer sessões de Reiki a distância;
- Instruções sobre as técnicas de cura a distância, permitindo que você faça a cura do Reiki atravessar o espaço e o tempo;
- Outras técnicas de Reiki avançadas, a critério do mestre;
- Informações sobre o envio de Reiki para certas situações e para o planeta;
- Ética da cura a distância;
- Em alguns casos, informações sobre como estabelecer o seu consultório de Reiki, as documentações necessárias etc.;
- Sintonização com a energia Reiki do *nível 2*.

REIKI NÍVEL 3 (MESTRE/*SHINPIDEN*)

É o treinamento fundamental que permite a você ensinar todos os três níveis do Reiki e fazer a sintonização de outras pessoas com todos eles. A formação em Reiki de *nível 3* inclui:

- Instruções sobre o símbolo do mestre de Reiki e sintonização com ele;
- Instruções sobre outros símbolos e sintonizações com eles, a critério do mestre;
- Instruções sobre o ensino e a sintonização de outras pessoas em todos os três níveis do Reiki;
- Instruções sobre os padrões, as práticas e a ética dos mestres de Reiki;
- Sintonização com a energia Reiki do *nível 3* (*mestre/Shinpiden*);
- Outras instruções, a critério do mestre.

Após a sintonização com o *nível do mestre*, você poderá ensinar os outros e sintonizá-los com todos os três níveis de Reiki.

OS TRÊS PILARES DO REIKI

No Reiki de *nível 2*, à medida que os praticantes aprofundam a prática, eles aprendem os três pilares do Reiki. Eles são as três práticas que formam a base de uma sessão de Reiki.

Primeiro pilar: Gassho

De pronúncia *gá-shô*, Gassho é uma prática meditativa do Reiki que significa "duas mãos se unindo". Em Gassho, você une suas mãos na sua frente na posição de prece, com os dedos médios se encostando levemente. O Dr. Usui ensinava seus alunos a usarem o Gassho como uma prática meditativa diária, aconselhando-os a se concentrarem no local onde as pontas dos dedos médios se encostam e a levarem com delicadeza o foco até esse ponto caso a mente se desvie. É uma maneira excelente de começar cada sessão de Reiki.

Segundo pilar: Reiji Ho

De pronúncia *rei-dji-rrô*, Reiji Ho significa "métodos para indicar o poder do Reiki". Envolve uma série de rituais para fortalecer sua prática. Os métodos usam os símbolos do Reiki que os praticantes aprendem no *nível 2*. Muitos praticantes usam o Reiji Ho como parte de suas sessões de cura, para substituir ou suplementar as posições das mãos. Para realizar o Reiji Ho:

1. Posicione-se em pé perto dos pés do cliente, com as mãos em Gassho e de olhos fechados;
2. Desenhe mentalmente o símbolo Hon Sha Ze Sho Nen (HSZSN), entoe mentalmente esse nome e peça que a energia Reiki flua;

3. Faça isso três vezes;
4. Visualize o símbolo Sei He Ki (SHK) e diga mentalmente esse nome três vezes;
5. Visualize o símbolo Cho Ku Rei (CKR) e diga mentalmente esse nome três vezes;
6. Peça que a energia Reiki equilibre seu cliente;
7. Mantendo suas mãos em Gassho, eleve-as até a frente do seu terceiro olho (testa) e peça que elas sejam guiadas até onde a energia Reiki for mais necessária. Siga essa orientação sem intenções ou desejos pessoais.

Terceiro pilar: Chiryo

De pronúncia *chi-ri-ô*, esse pilar significa "tratamento". Chiryo é uma alternativa para as posições tradicionais das mãos no Reiki. Na prática do Reiki, o tratamento inclui colocar as mãos por cima do chacra da coroa até ser orientado para movê-las. Após receber essa orientação, você pode mover suas mãos até a posição desejada por um período de três a cinco minutos, ou até receber a orientação para movê-las de novo.

Entre as posições das mãos, volte para o chacra da coroa do cliente e espere ser orientado novamente, movendo-se quando a intuição sugerir. Faça isso até a sessão parecer completa.

Dez dicas para o começo da sua jornada no Reiki

Se você quer começar a jornada revigorante de se tornar um praticante de Reiki sintonizado em algum nível, considere as dicas a seguir:

1. Se você nunca fez uma sessão de Reiki com imposição de mãos, é bom fazer isso antes de você mesmo aprender o Reiki. Isso o ajudará a entender o que os outros sentirão quando você oferecer o Reiki;
2. Pense no seu tempo, nas suas necessidades e no seu orçamento. Em seguida, você pode entrar em contato com alguma instituição de Reiki, como a Associação Internacional de Profissionais de Reiki, para encontrar um mestre perto de você;
3. Peça aos outros recomendações de mestres de Reiki que tenham os mesmos valores que você e que sejam compatíveis com suas necessidades de mentoria e aprendizado;
4. Faça questão de conversar com seu mestre de Reiki antes, para garantir que vocês dois são compatíveis. O aprendizado e a sintonização do Reiki são uma jornada profundamente pessoal, e é importante encontrar um professor com quem você se sinta bem;
5. Você não precisa ter o mesmo mestre de Reiki para todos os níveis. Eu, por exemplo, tenho dois mestres; cada um deles satisfez parte das minhas necessidades;
6. Não tenha pressa. Deixe-se ter tempo para aprender a energia Reiki e se acostumar a ela, e pratique trabalhar com ela antes de passar para o próximo nível;

7. Se você planeja aplicar Reiki em outras pessoas, é bom ter uma boa mesa de Reiki para que haja liberdade de movimento e facilidade para fazer as posições corretas das mãos. É possível encontrar mesas de massagem de boa qualidade na internet por valores acessíveis. Tenho uma ótima mesa portátil que deixo no meu consultório e que posso levar comigo quando dou aulas em outro lugar;

8. Considere se juntar a alguma organização formal ou a algum grupo informal para ter apoio, conselhos, companheirismo e informações contínuas sobre o Reiki;

   Mesmo que eu não ensine o Reiki para você, nem faça sua sintonização, você será bem-vindo no meu grupo do Facebook: *SHARe Reiki Community*. Ver a seção **Recursos**, no final deste livro.

9. Transforme-se em uma esponja de absorver Reiki. Faça Reiki em si mesmo o máximo possível, receba Reiki dos outros tanto quanto possa, e use o máximo de recursos que você puder para continuar aprendendo e amadurecendo como reikiano e curador;

10. Use os recursos apresentados no final deste livro. Eles oferecem informações adicionais sobre como criar sua prática de Reiki e sugerem ótimos livros e fontes on-line para aprender mais.

SE VOCÊ QUISER TRABALHAR COMERCIALMENTE COM O REIKI, LEMBRE-SE DAS SEGUINTES COISAS

Nos Estados Unidos, a Lei da Portabilidade e da Responsabilidade do Seguro Saúde (HIPAA), de 1996, aplica-se a qualquer tipo de profissional da área da saúde, inclusive curadores energéticos. A lei exige a privacidade de certos dados e estabelece provisões de segurança para proteger informações médicas. Você precisará se assegurar de que está em conformidade com todas as exigências da HIPAA.

- A confidencialidade dos clientes é essencial e esperada. Não revele nenhuma informação sobre seus clientes, por menor que seja, sem permissão por escrito.
- Você provavelmente precisará de um seguro de responsabilidade civil para se proteger. Existem várias organizações que oferecem esse seguro para terapeutas de Reiki a preços razoáveis.
- Familiarize-se com as leis locais, regionais e nacionais relativas aos praticantes de cura energética na sua área, e também com as leis sobre estabelecimentos comerciais. Por exemplo, as leis dos Estados Unidos e da Grã-Bretanha são bem diferentes em relação a quem pode praticar o Reiki comercialmente, e as leis comerciais podem variar de uma cidade para outra. Assegure-se também de que você tem seguro e as licenças necessárias.
- Você precisará documentar tudo. Mantenha arquivos sobre todos os seus clientes, use formulários adequados para as inscrições e registre suas sessões.

- Solicite a todos os seus clientes que assinem um termo de consentimento informado antes do início de qualquer tratamento.
- O treinamento do Reiki não faz de você um médico. Assim, pela*lei, você não pode diagnosticar ninguém. Jamais diagnostique seus clientes, jamais, e nunca contradiga o diagnóstico de um médico ou diga ao cliente que interrompa o tratamento médico.
- Se seu trabalho estiver servindo de terapia adjunta no tratamento ministrado por um médico licenciado para alguma condição médica, é recomendável que você e seu cliente tenham uma declaração de aprovação assinada, ou pelo menos o reconhecimento do tratamento desse médico – ou, se possível, um encaminhamento.

* É importante lembrar também que, no Brasil, seguindo as diretrizes da Organização Mundial de Saúde (OMS), o Reiki faz parte do rol de práticas da Política Nacional de Práticas Integrativas e Complementares em Saúde (PNPICS), conforme instituído pelo Ministério da Saúde por meio da Portaria/MS nº 849, de 27 de março de 2017. E sua prática tem sido efetivamente adotada como terapia integrativa e complementar em diversos hospitais, clínicas, postos e núcleos de saúde, tanto públicos quanto privados. Em 2020, o Conselho Nacional de Saúde elaborou ainda a Recomendação nº 041, de 21 de maio de 2020, com o objetivo de recomendar ações sobre o uso das práticas integrativas e complementares durante a pandemia Covid-19, incluindo o Reiki, como a "ampla divulgação das evidências científicas referentes às Práticas Integrativas e Complementares em Saúde (PICS) produzidas pela Rede de Medicinas Tradicionais, Complementares e Integrativas (MTCI) Américas; pelo Consórcio Acadêmico Brasileiro de Saúde Integrativa (CABSIn); e pelo Centro Latino-Americano e do Caribe de Informação em Ciências da Saúde (BIREME/OPAS/OMS), dispostas em seus respectivos sítios eletrônicos". (Nota da edição)

PARTE 2

As técnicas de cura do Reiki

3

Ferramentas tradicionais do Reiki

O Reiki é uma das muitas formas de cura energética que trabalham com a anatomia energética humana, que às vezes também é chamada de anatomia sutil. Uma compreensão básica da anatomia sutil é recomendável, pois assim você entende melhor o trabalho que está fazendo.

Anatomia energética

Você não é apenas um corpo. Você também é uma mente, emoções e espírito, e é tudo isso que compõe o seu todo. Não é possível ter um sem os outros, e o equilíbrio dos quatro é importante para a sua saúde e o seu bem-estar.

A medicina tradicional estuda o corpo e, até certo ponto, a mente e as emoções. Cada um desses elementos seus tem aspectos físicos. Por exemplo, alguns dos seus pensamentos e emoções são controlados por substâncias químicas no seu corpo, como hormônios e neurotransmissores.

A cura energética se concentra em todos os quatro, atribuindo importância idêntica aos aspectos da mente, das emoções e do espírito que não são físicos, como sua consciência, sua intuição e seu eu superior. Sua anatomia energética reflete não apenas o seu eu físico, mas também o seu eu espiritual. É a intersecção entre seu eu físico e seu eu etérico — a parte de você que é composta de uma teia de energia.

Os curadores energéticos identificam três aspectos principais da anatomia energética:

- Sua **aura** é o campo energético que cerca o seu corpo físico;
- Seus **meridianos** são caminhos energéticos que percorrem o seu corpo — são o equivalente energético dos seus vasos sanguíneos;
- Seus **chacras** são rodas giratórias de energia que percorrem o seu centro e unem seu eu físico ao seu eu superior. No nosso trabalho com o Reiki, nós nos concentraremos nos chacras como principais componentes da anatomia energética.

Chacras

Você tem sete chacras principais que percorrem o seu centro. Visualize-os como rodas giratórias coloridas ou bolas de luz que sobem pela sua coluna até o topo da sua cabeça, carregando a energia do seu eu etérico para o seu eu físico.

Quando seus chacras estão energeticamente equilibrados e trabalhando com máxima eficiência, sua vida está equilibrada, assim como sua saúde espiritual, mental, emocional e física. No entanto, quando a energia está desequilibrada em um ou mais chacras, problemas podem surgir. Os desequilíbrios podem surgir quando um chacra tem energia excessiva, falta de energia, ou até mesmo um bloqueio completo de sua energia. Em seu livro *Anatomy of the Spirit*, a autora Caroline Myss identifica questões físicas, mentais, emocionais e espirituais associadas aos desequilíbrios energéticos de cada chacra.

Ao canalizar a energia Reiki, você pode ajudar a reequilibrar essa energia do chacra para fazer com que seus clientes alcancem um maior estado de equilíbrio físico, espiritual, emocional e mental. Às vezes, direcionar a energia Reiki para algum chacra específico pode ajudar a reequilibrar rapidamente as energias relacionadas a ele e a resolver os problemas associados a ele.

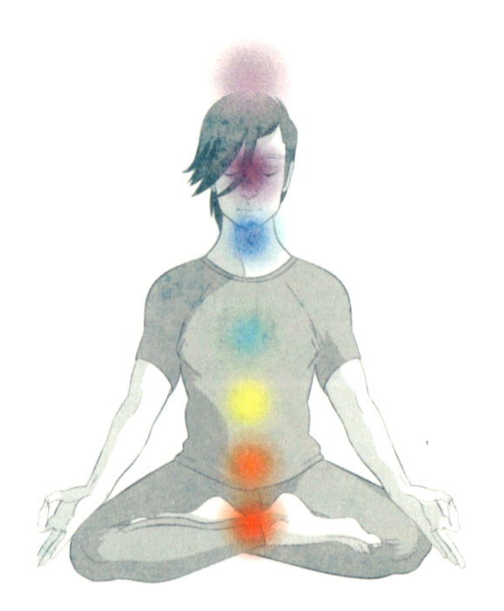

CHACRA RAIZ (PRIMEIRO CHACRA)

O chacra raiz, também chamado de *muladhara*, encontra-se na base da coluna. Ele é vermelho, e os problemas físicos associados a um desequilíbrio na sua energia tendem a se apresentar nos quadris, nas pernas e no reto. Mentalmente, o chacra raiz é a origem do bem-estar emocional, também sendo associado à segurança, à lealdade, à confiança e à conexão com o mundo físico (aterramento).

CHACRA UMBILICAL (SEGUNDO CHACRA)

Também conhecido como *svadhisthana*, o chacra umbilical é laranja. Ele encontra-se logo acima da região do umbigo. Fisicamente, os problemas dos intestinos e da lombar podem estar relacionados a desequilíbrios nele. Ele também é o centro do poder pessoal e a fonte da criatividade. As pessoas com desequilíbrios nessa região também podem ter problemas relacionados à sexualidade, à prosperidade, ao controle e ao vício.

CHACRA DO PLEXO SOLAR (TERCEIRO CHACRA)

O chacra do plexo solar, também conhecido como *manipura*, localiza-se na base do esterno. Ele é dourado ou amarelo, e é nessa energia que você forma sua personalidade e desenvolve seu senso de um eu separado dos outros (particularmente sua família ou tribo). Os desequilíbrios estão associados à autoestima baixa, à sensação de não pertencimento, à falta de disposição para obedecer a regras sociais, ou à falta de honra pessoal e integridade. Fisicamente, o chacra do plexo solar está associado aos órgãos abdominais, ao diafragma e à parte central das costas.

CHACRA CARDÍACO (QUARTO CHACRA)

Também chamado de *anahata*, o chacra do coração é verde e se localiza no centro do peito. O chacra cardíaco é a ponte energética entre o corpo e o espírito, sendo o centro do amor, da bondade e da compaixão. Os problemas relacionados a desequilíbrios do chacra cardíaco incluem a incapacidade ou necessidade de perdoar, raiva, luto, amargura e egocentrismo. Fisicamente, o chacra cardíaco está associado ao coração, aos pulmões, ao sistema circulatório, ao sistema respiratório, aos ombros, aos braços, às mãos e à parte superior das costas.

CHACRA LARÍNGEO (QUINTO CHACRA)

O chacra laríngeo é azul e se encontra logo acima do pomo de Adão. Ele também é chamado de *vishuddha*. Fisicamente, o chacra laríngeo tem a ver com a garganta, a tireoide, a paratireoide, os dentes, a mandíbula e as gengivas, e também o pescoço e a parte inferior do rosto. Os problemas associados ao desequilíbrio do chacra laríngeo incluem a falta de integridade ou de honestidade, a incapacidade de se manifestar, e questões relacionadas à expressão criativa e à autoexpressão.

CHACRA FRONTAL (SEXTO CHACRA)

Também conhecido como *ajna*, o chacra frontal é índigo ou violeta. Ele encontra-se no centro da testa, e tem a ver com intuição, intelecto, espiritualidade, receptividade e raciocínio. Os problemas físicos relacionados a desequilíbrios nesse chacra podem se manifestar nos olhos, nos ouvidos, na cabeça ou no cérebro, podendo afetar a saúde mental.

CHACRA DA COROA (SÉTIMO CHACRA)

O chacra da coroa, que se encontra logo acima do topo do crânio, é branco ou transparente e também é conhecido como *sahasrara*. Os problemas físicos sistêmicos e as doenças mentais são associados a ele. Esse chacra também está relacionado à conexão com o divino, à ética e aos princípios, e à compreensão do eu maior como algo unido ao universo.

Símbolos do Reiki

As ferramentas tradicionais do Reiki são as posições das mãos e os símbolos. As posições das mãos são as imposições tradicionais das mãos ensinadas pela Madame Takata, permitindo-lhe canalizar o Reiki uniformemente pelo corpo. Os símbolos são desenhados ou traçados e usados para ajudar a direcionar a energia Reiki de certas maneiras. Você também pode trabalhar com outras ferramentas de cura energética, então entendê-las o ajudará a ser um reikiano mais competente.

Depois do *nível 1* do Reiki, você aprende os quatro principais símbolos do Reiki (três no *nível 2*, e um no *nível do mestre*) que o permitem fortalecer e direcionar sua energia Reiki, sintonizar os outros com ela, e fazer o Reiki atravessar espaço e tempo para você não precisar conduzir sessões presenciais. Um mestre Reiki precisa fazer a sua sintonização com esses símbolos para que você possa usá-los nas suas sessões de cura pelo Reiki. Se você não tiver sido sintonizado com a energia dos símbolos, o uso deles não terá o efeito desejado. Para usá-los, você pode ativá-los de várias formas, tipicamente traçando-os nas suas mãos ou os visualizando na sua mente enquanto trabalha. Alguns mestres de Reiki também ensinam símbolos adicionais e sintonizam seus alunos com eles, mas eles não fazem parte da prática tradicional do Reiki.

SÍMBOLOS DO NÍVEL 2

No *nível 2* do Reiki, seu mestre lhe ensinará os três símbolos a seguir e fará sua sintonização com eles. Esses símbolos liberam o poder do *nível 2* do Reiki, ajudando-o a se concentrar e a fortalecer sua energia. Depois de ser sintonizado com esses símbolos, você estará sintonizado por toda a sua vida.

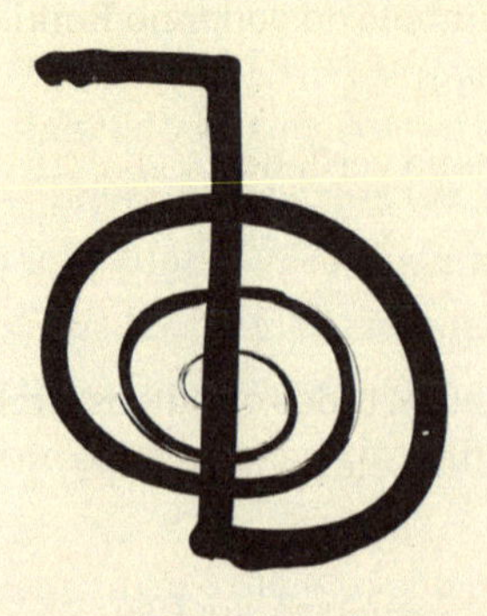

Cho Ku Rei (CKR)

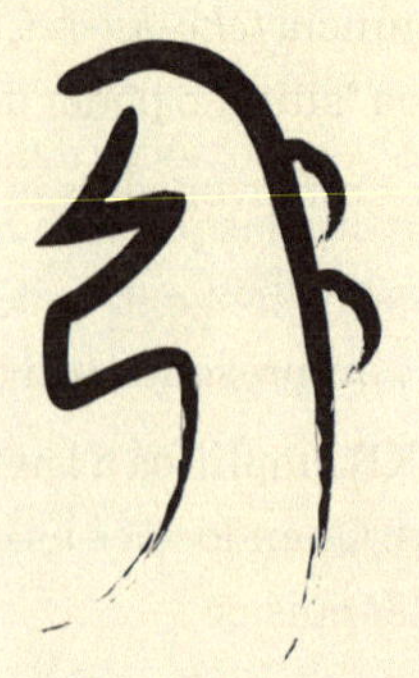

Sei He Ki (SHK)

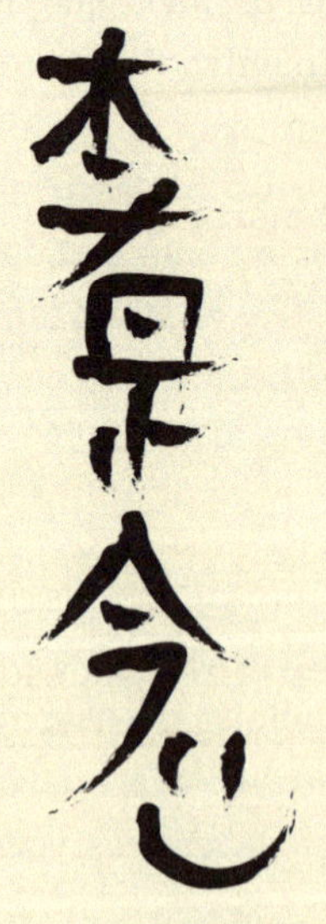

Hon Sha Ze Sho Nen (HSZSN)

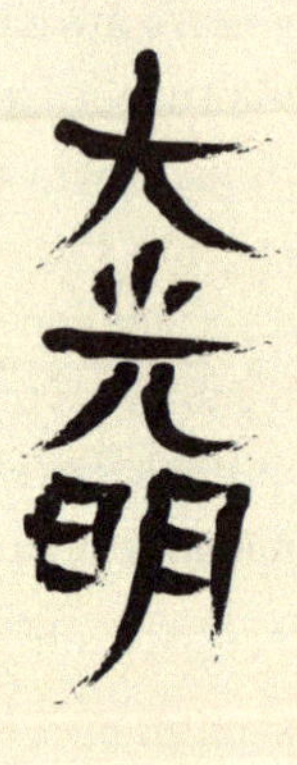

Dai Ko Myo (DKM)

Cho Ku Rei (CKR)

De pronúncia *tcho-ku-rei*, o CKR é o símbolo do poder no Reiki. Significa "situar o poder do universo aqui".

- Cho = remover a ilusão para enxergar a verdade
- Ku = penetrar
- Rei = onipresente, universal

O CKR amplifica a energia Reiki e ativa todos os outros símbolos do Reiki. Quando você usa o símbolo CKR, ele pode fazer as seguintes coisas:

- Mudar a energia Reiki para o *nível 2* (sem isso, você só proporciona a energia do *nível 1*);
- Eliminar resistências e liberar bloqueios energéticos;
- Ativar outros símbolos;
- Ajudar com o ato da des-criação, ou seja, permitir que você desfaça situações que criou energeticamente;
- Ajudar a des-criar doenças;
- Purificar a energia em um cômodo ou ambiente;
- Propiciar energia protetora;
- Purificar objetos;
- Ajudar a equilibrar energias;
- Fortalecer afirmações e visualizações.

Eu, pessoalmente, uso o CKR das seguintes maneiras:

- Eu desenho o CKR no volante do meu carro antes de cada percurso, para equilibrar a energia do veículo e otimizar sua performance;
- Eu desenho o CKR nos cantos dos espaços que visito, como quartos de hotel ou salas de aula em que ensino, para atrair uma energia Reiki benéfica e propiciar proteção;

- Uso o CKR para purificar minha casa, traçando-o em cada canto de cada cômodo, e por cima de portas e janelas (todos os pontos de entrada da casa) para garantir que a energia que entra na minha casa é benéfica e positiva;
- Desenho o símbolo por cima da minha comida e da minha bebida antes de consumi-las;
- Desenho-o por cima da água e da comida que dou para as minhas plantas e animais, para equilibrar a energia deles também;
- Uso-o em conjunto com minhas visualizações e afirmações pessoais, desenhando-o antes e depois de cada sessão.

Para ativar o CKR, você precisa dizer o nome do símbolo três vezes (em voz alta ou mentalmente) toda vez que o desenhar.

Sei He Ki (SHK)

De pronúncia *sei-rre-quí*, o SHK é o símbolo de cura emocional do Reiki. Significa "homem e Deus se tornam um".

- Sei = nascer ou passar a existir
- He Ki = equilíbrio

Se você estiver trabalhando com uma situação profundamente emocional, usar esse símbolo pode ajudá-lo. Ele também ajuda a eliminar bloqueios emocionais e energéticos. É excelente para ser usado em situações em que as emoções estão desequilibradas, como no caso de alguém passando por um luto muito grande. Outros usos para esse símbolo incluem:

- Eliminar energia que está bloqueada ou em que há uma resistência emocional profunda, como no caso de hábitos muito enraizados ou problemas de longo prazo, incluindo o vício;
- Remoção de obstáculos;
- Ajudar a suavizar relações em que as pessoas estão apegadas demais a seu próprio ponto de vista;
- Ajudar a processar emoções negativas;
- Trazer calma para situações voláteis;
- Ativar a intuição;

- Ativar a criatividade;
- Melhorar a comunicação.

Para ativar o SHK, você precisa usar o CKR. Para fazer isso, você pode criar o que é conhecido como sanduíche Reiki, em que você desenha o símbolo do CKR dos dois lados do SHK:

CKR + SHK + CKR

Enquanto desenha cada símbolo mental ou fisicamente, lembre-se de dizer o nome de cada um deles três vezes (em voz alta ou mentalmente) para cada vez que o desenhar.

Hon Sha Ze Sho Nen (HSZSN)

De pronúncia *ron-cha-ze-cho-nen,* o HSZSN é o símbolo do Reiki de cura a distância. É o símbolo que você usa para enviar Reiki para alguém distante no tempo ou no espaço. Para usar o HSZSN, você precisa ativá-lo com o símbolo CKR, colocando-o dos dois lados:

CKR + HSZSN + CKR

Muito embora isso seja suficiente para enviar Reiki a distância, a maioria dos praticantes usa um sanduíche completo de Reiki, que incorpora todos os símbolos do *nível 2,* assim:

CKR + SHK + CKR + HSZSN + CKR

Ao desenhar cada símbolo, lembre-se de dizer o nome dele três vezes mentalmente ou em voz alta.

Você pode enviar Reiki pelo espaço ou pelo tempo para si mesmo ou para os outros depois de ser sintonizado com o Reiki de *nível 2* e com esses símbolos. Você pode, por exemplo:

- Enviar cura para alguém que esteja precisando;
- Enviar cura para desastres naturais ou acontecimentos trágicos;

- Enviar cura para o planeta;
- Enviar cura para animais em que é melhor não encostar, como animais selvagens;
- Enviar cura para si mesmo ou para os outros no futuro, no caso de acontecimentos importantes, como entrevistas de emprego ou consultas médicas relevantes;
- Enviar Reiki para seus animais de estimação quando você estiver longe, para que eles se sintam confortados pela sua presença.

Ao usar os símbolos do *nível 2* do Reiki para enviar a energia Reiki a distância, é importante ter permissão do seu cliente, assim como você faria se estivesse canalizando Reiki presencialmente. Se não conseguir obter essa permissão (ou se estiver enviando para um grupo ou situação), durante a canalização, deseje que o Reiki vá até aquele ser ou acontecimento, e se ele não quiser recebê-lo, deseje que o Reiki vá para onde ele for mais necessário, a fim de causar o maior bem possível.

Dai Ko Myo (DKM)

No *nível de mestre*, você aprenderá e será sintonizado com o símbolo do mestre no Reiki, Dai Ko Myo. De pronúncia *dái-kô-miô*, o DKM significa "luz forte e brilhante". Somente os mestres de Reiki que foram sintonizados com o símbolo e que possuem o *nível de mestre* conseguem usar esse símbolo.

O DKM representa amor, luz e harmonia, simbolizando a energia original que compõe todos nós, e para a qual todos voltamos. Usar o símbolo permite que você canalize a energia Reiki de *nível 3*, equilibrando todas as energias: corpo, mente, emoções e espírito. Ele ajuda a integrar o físico ao etérico. Você também pode usá-lo para substituir todos os símbolos do *nível 2*. Assim como os outros símbolos, para utilizá-lo, é preciso ativá-lo dizendo o nome dele silenciosamente ou em voz alta três vezes enquanto o desenha.

USANDO OS SÍMBOLOS

Existem muitas maneiras de introduzir os símbolos nas sessões de Reiki, como:

- Desenhá-los nas suas mãos antes de canalizar a energia Reiki;
- Desenhá-los no corpo do seu cliente enquanto canaliza a energia Reiki;
- Visualizar a ação de desenhá-los em cima do corpo do seu cliente e de vê-lo atraindo os símbolos para si enquanto você canaliza a energia Reiki;
- Desenhá-los na foto de um cliente de Reiki que está distante;
- Desenhá-los em afirmações escritas.

Quando estiver trabalhando com os símbolos, use sua intuição. Pergunte que símbolo é melhor em uma dada situação e siga o que a sua intuição o orienta a fazer. Seu mestre de Reiki também lhe dará instruções específicas para usar os símbolos de acordo com o seu nível de Reiki.

Meditação

A meditação pode ajudá-lo a esvaziar a mente, proporcionar equilíbrio e colocá-lo no espaço adequado para a canalização da energia Reiki. O Dr. Usui recomendava meditar em Gassho todos os dias e também meditar por alguns instantes antes das sessões em que você aplica Reiki. A meditação permite que você se sintonize com a energia Reiki e esvazie a mente, removendo suas expectativas. Ela também pode ajudá-lo a entrar em um estado mental positivo, tranquilo e relaxado, em que você consegue escutar melhor sua intuição para agir com base nela durante a sessão de Reiki. Recomendo alguma forma de meditação todos os dias para ajudá-lo a se manter positivo e focado no seu trabalho como terapeuta de Reiki.

Vou confessar uma coisa: eu tinha pavor de meditar. Antigamente, quando eu tentava meditar, sempre achava que dava muito errado. Eu me sentava em um lugar silencioso na postura de lótus e tentava esvaziar a mente, mas logo percebia que ela não estava nada vazia. Assim, decidi que eu era um fracasso com a meditação.

Muitos dos meus alunos têm preocupações e dificuldades semelhantes às que eu tinha, e eu entendo. Dos meus vinte e poucos anos até uns quarenta anos, eu achava que não conseguia meditar. Então, percebi que não era verdade — eu apenas não tinha encontrado *a minha* maneira de meditar.

Embora a meditação tradicional de fato recomende que a pessoa se sente e se esforce para esvaziar a mente (ou, no caso do Reiki, sentar-se em Gassho e se concentrar no ponto onde seus dedos médios se encostam), essa não é a única maneira de meditar. Na verdade, meditar pode ser qualquer coisa que lhe permita esvaziar a mente, concentrar-se e entrar em um espaço mais positivo. Para mim, isso costuma acontecer com a meditação em movimento (faço uma forma de dança chamada NIA*, que é uma experiência muito meditativa para mim) ou quando escuto músicas e me deixo ser levada por elas. Para outras pessoas, a meditação pode acontecer caminhando, concentrando-se na respiração, fazendo uma atividade meditativa, como artesanato, ou realizando alguma atividade mental focada, como afirmações, visualizações ou preces. Meditar não precisa ser ficar 20 minutos sentado na posição de lótus entoando o "om" — mas se isso funciona para você, vá em frente.

* A NIA (em português, Ação Neuromuscular Integrativa) é uma prática fundamentada em um programa cardiovascular e terapêutico de baixo impacto, que estimula o autoconhecimento por meio de movimentos. Seus movimentos têm origem nas artes marciais, na dança moderna, nas artes terapêuticas e na ioga. (Nota da edição)

Recomendo que a pessoa medite por 20 minutos todos os dias, ou com a maior frequência possível. Para mim, é uma prática diária, e a maneira como medito depende das minhas necessidades do dia. Algumas coisas que você pode tentar são:

- Saia para caminhar e espairecer. Respire fundo e se concentre nos seus cinco sentidos, e não nos seus pensamentos;
- Faça uma aula de yoga e se concentre no seu movimento e na sua respiração;
- Fique olhando uma vela ou um cristal. Quando sua atenção se desviar, traga-a de volta suavemente para o ponto de foco;
- Encontre uma meditação guiada que você ache interessante e a escute;
- Coloque fones de ouvido, ache um lugar silencioso e escute músicas que mexam com você. Permita-se se perder nelas;
- Diga afirmações, medite sobre os cinco princípios do Reiki ou visualize coisas que você gostaria de vivenciar ou conquistar;
- Coloque música e dance, perdendo-se na música e no movimento;
- Mantenha um diário;
- Deite-se em silêncio e se concentre na sua respiração;
- Entoe um mantra que seja importante para você.

Se em alguns dias a meditação não funcionar muito, pare e deixe para retomar sua prática quando puder realizá-la melhor. Se 20 minutos parecer tempo demais, comece com dez minutos e depois aumente. O objetivo é parar um tempo para se concentrar e se desconectar de todos os seus pensamentos. Se a sua opção de meditação funciona com você, não existe nenhuma maneira errada de meditar.

Cristais

Eu poderia escrever um livro inteiro sobre cristais. Na verdade, já escrevi alguns. Os cristais fazem parte da minha prática diária, e também os incluo nas minhas aulas e nas minhas sessões de aplicação de Reiki.

Os cristais são presentes da Terra que vibram com uma suave energia de cura. Expliquei anteriormente que o Reiki funciona pelo princípio da sincronização, e os cristais também funcionam assim. Cada cristal tem uma vibração que é emprestada para várias energias de cura. Eu uso cristais para soltar energia estática, aumentar vibrações, equilibrar chacras, criar uma energia melhor nos espaços e mais dezenas de coisas.

Para trabalhar com cristais, existem muitos, muitos livros e *websites* que podem lhe ensinar quais deles ajudam em quais situações. Recomendo que escolha os cristais com base nessas fontes e também escute intuitivamente quais deles mais o atraem.

Nas sessões de Reiki, você pode usar os cristais das seguintes maneiras:

- Coloque os cristais adequados ao redor ou debaixo da sua mesa de tratamento para ajudar a equilibrar as energias;
- Coloque cristais ao redor da sua sala de cura para propiciar uma energia positiva;
- Coloque cristais no seu cliente enquanto canaliza o Reiki. Por exemplo, você pode colocar cristais que combinem com a cor de cada chacra em cima dos chacras do seu cliente para ajudar a equilibrá-los enquanto você canaliza a energia Reiki;
- Use quartzo-transparente para ajudar a ampliar a energia Reiki;
- Use turmalina-negra para bloquear energia negativa durante a sessão de Reiki;

- Use quartzo-enfumaçado para transformar energia negativa em positiva durante a sessão de Reiki;
- Use lágrimas-de-apache na sessão de Reiki para ajudar a liberar emoções fortes como o luto;
- Use quartzo-rosa para facilitar a compaixão e o amor incondicional durante uma sessão;
- Use pedra negra ou vermelha para se aterrar após uma sessão de Reiki e para aterrar seu cliente quando a sessão dele terminar;
- Segure quartzo-transparente na sua mão e canalize o Reiki para ele, acrescentando uma intenção (como: "desejo que esse quartzo-transparente ajude a equilibrar as energias de [nome do cliente] para o seu bem maior"). Em seguida, coloque o quartzo na mesa;
- Canalize a energia Reiki para um quartzo-transparente com a intenção de ampliar a energia Reiki e continuar fornecendo-a. Em seguida, dê o quartzo para o seu cliente levar;
- Medite com cristais antes de canalizar o Reiki;
- Segure nas suas mãos o cristal de sua preferência enquanto canaliza o Reiki a distância.

Após usar um cristal em uma sessão de Reiki, lembre-se de limpá-lo antes de usá-lo na sua próxima sessão. Para isso, segure o cristal nas suas mãos e envie Reiki para ele durante dois ou três minutos.

Óleos essenciais

Criar um ambiente relaxante e agradável faz bem tanto para você quanto para o seu cliente quando você aplica Reiki. Amo colocar óleos essenciais em difusores no meu espaço de cura, tanto pelos aromas agradáveis quanto pelas suas propriedades de cura.

Recomendo que use um difusor simples no seu espaço de cura. Tente encontrar aromas agradáveis e relaxantes, e evite o que for estimulante demais (como canela ou hortelã-pimenta). O objetivo é contribuir para uma atmosfera de cura relaxante. Escolha óleos ou misturas de origem orgânica — uma das minhas marcas preferidas é a Edens Garden. Lembre-se de usar óleos essenciais, e não óleos perfumados.

Também costumo diluir algumas gotas de óleo essencial de lavanda, melaleuca e laranja na água dentro de um borrifador e o utilizo para limpar minha mesa entre clientes diferentes sem usar produtos químicos fortes.

Alguns óleos essenciais que podem ser considerados são:

- Lavanda é um cheiro relaxante, que pode ajudar a equilibrar as energias do chacra frontal e do chacra cardíaco. Tem um cheiro agradável e floral, e seu preço é bastante acessível;
- Óleo de mirra pode ajudar no aterramento e a equilibrar o chacra raiz;
- Sândalo tem um aroma agradável e amadeirado, que ajuda a equilibrar corpo, mente e espírito, além de equilibrar o chacra umbilical, o frontal e o da coroa;
- Limão tem um cheiro alegre e animador, que também equilibra o chacra do plexo solar;
- Eucalipto tem um cheiro forte, mas pode ajudar seu cliente se ele estiver com problemas nos seios nasais ou congestão. Também auxilia no sono e no relaxamento, além de equilibrar o chacra laríngeo;
- Néroli é um cheiro floral agradável e relaxante, que estimula o repouso e a concentração. Ajuda a equilibrar o chacra da coroa e o cardíaco.

Música

Sou musicista há mais de 40 anos, então para mim música é algo tão fundamental quanto respirar. Na sessão de Reiki, a música pode ser altamente benéfica para você e para o seu cliente. Colocar a música apropriada e relaxante pode ajudar na sua concentração e no relaxamento do seu cliente. Ademais, a música pode servir para marcar o tempo do Reiki.

É possível encontrar todo tipo de música para marcar o tempo do Reiki em qualquer lugar em que se baixam músicas, como *YouTube* e *iTunes*, e em aplicativos de *smartphone*. A música costuma ser instrumental, calma e relaxante, com um toque ou sino discreto a cada três ou cinco minutos para lembrá-lo da hora de mudar a posição das mãos. Esse tipo de música costuma beneficiar especialmente os praticantes do Reiki *nível 1*, que usam as posições das mãos em si mesmos ou nos outros.

A música também pode ser uma parte importante da atmosfera das suas sessões de Reiki. Em conjunto com uma luz suave, cheiros agradáveis, uma mesa confortável e uma temperatura ambiente amena, a música pode ajudar a criar um clima relaxante, que permite a seus clientes o alcance de um estado receptivo enquanto você aplica Reiki neles.

Algumas coisas devem ser levadas em consideração quanto à música:

- Em geral, é melhor evitar músicas com letras, pois as palavras podem ser uma distração;
- Música *new age* costuma ser uma boa opção devido à cadência, às melodias e às harmonias relaxantes;
- Algumas músicas clássicas também podem ser uma boa opção, mas evite qualquer coisa que for estimulante demais (nada de *1812 Overture* com disparos de canhão);

- Tente evitar músicas que tenham uma melodia familiar, pois pensar nas letras ou tentar descobrir que melodia é aquela pode ser uma distração;
- Procure o termo "música para aplicação de Reiki" na internet, é provável que você encontre algo adequado que o ajude a canalizar o Reiki para os seus clientes.

ACUPUNTURA E REIKI

Acupuntura é uma forma de cura energética que pode complementar o Reiki. Na acupuntura, um praticante licenciado posiciona agulhas nos pontos dos meridianos em que o fluxo de energia deve estar bloqueado ou hiperativo, a fim de ajudar a reequilibrar o fluxo de energia nos meridianos.

Enquanto o Reiki flui para onde ele é necessário, a acupuntura ajuda a liberar pontos específicos para permitir que a energia flua livremente. As duas terapias agem em sinergia e podem ajudar seus clientes a se curarem mais rapidamente do que se usassem apenas uma das modalidades.

Embora não seja necessário combinar as duas, em muitos casos seu cliente se beneficia quando segue esse caminho duplo. Se você planeja praticar Reiki, recomendo que você encontre um acupunturista respeitável na sua área que você possa indicar para seus clientes, se necessário. Da mesma maneira, seu trabalho como terapeuta de Reiki pode ajudar alguns clientes do acupunturista, então um acordo em que um indica o outro como referência pode beneficiar todos os envolvidos, especialmente os clientes.

Se você realmente quiser estabelecer esse acordo sobre as indicações, certifique-se de que seja alguém com quem você já tenha passado algum tempo, e que tenha os mesmos valores e a mesma ética que você tem como curador. É importante que a pessoa que você indica para os seus clientes tenha o mesmo foco intenso na bondade e na compaixão, propiciando uma cura energética voltada para o bem maior dos seus clientes.

4 Autocura

Um dos benefícios do Reiki é que você pode canalizar a energia para si mesmo sempre que achar necessário. Como já mencionei, recomendo que você faça isso todos os dias pelo menos durante os 21 primeiros dias após qualquer sintonização, e depois com a frequência que você achar necessária. Costumo aplicar Reiki em mim mesma todos os dias, mesmo que seja apenas rapidamente. Você pode aplicar Reiki em si mesmo durante a meditação (é quando costumo aplicar), ou sempre que estiver sentado sem usar as duas mãos ou apenas uma delas, como, por exemplo, quando está assistindo à televisão ou lendo um livro.

Preparo

Muito embora você possa aplicar o Reiki em si mesmo casualmente, como enquanto assiste à televisão ou relaxa, recomendo que, pelo menos uma vez na semana (depois dos 21 dias iniciais), você aplique Reiki em si mesmo de uma maneira mais formal, usando as posições das mãos recomendadas, por um período de três a cinco minutos. Apesar de o Reiki se deslocar para onde ele é mais necessário, independentemente da forma como você o canaliza, fazer uma sessão formal de Reiki em si mesmo uma vez por semana serve como uma espécie de ajuste energético, podendo ajudá-lo a se reconectar com a energia Reiki de uma maneira mais profunda.

Quando fizer essas sessões, é recomendável preparar seu espaço a fim de criar um ambiente energético que facilite a cura e o bem-estar espiritual.

PREPARANDO SEU ESPAÇO DE CURA

Amo o espaço de cura pelo Reiki que criei na minha casa. Ele fica em um canto distante dos meus quatro cachorros e do meu gato, e é uma área que dediquei inteiramente para o meu Reiki, minha cura energética, minha meditação e minhas atividades espirituais semelhantes. É um espaço confortável, com um ambiente energético que facilita um mergulho mais a fundo na minha conexão com o divino. Nesse recinto, ajustei a iluminação, criei locais confortáveis para meditar e aplicar Reiki, costumo usar aromaterapia, e coloquei objetos que considero sagrados espalhados pelo cômodo. Também tenho uma escrivaninha dedicada exclusivamente aos meus escritos e trabalhos relacionados à cura energética e espiritual.

A maior parte do segundo andar da minha casa é dedicada a esse espaço; aproveitei o antigo quarto estilo *loft* do meu filho, que já é adulto. Porém, não importa o quanto sua casa é pequena ou grande. É fundamental separar um espaço que seja dedicado à sua prática (ou, se você planeja praticar em uma sala empresarial, dedique parte dessa área ao Reiki). Não precisa ser um local imenso. Pode ser o canto de um cômodo qualquer. A seguir, listo algumas orientações importantes para a criação do seu espaço de prática:

- Encontre uma maneira de separar seu espaço de prática dos outros espaços. Então, se for um cômodo, ele deve ter uma porta que fecha. Se for o canto de um cômodo, considere usar biombos ou cortinas para criar separação;
- Idealmente, seu espaço de Reiki deve ser longe das áreas da sua casa em que você realiza tarefas domésticas;
- Seu espaço deve limitar o máximo possível a visita de outras pessoas e de animais de estimação. Se não for possível mantê-los sempre de fora, considere um canto de um cômodo com uma porta que fecha, ou instale uma grade de proteção para bebês para deixar os outros de fora enquanto você o usa;
- No seu espaço de cura, você pode achar bom ter uma mesa de tratamento de Reiki se deseja canalizar a energia para os outros. Você pode comprar uma mesa portátil, que pode ser guardada caso o espaço também seja usado para outra coisa ou caso ele seja pequeno;
- Para meditar, crie uma área no canto com almofadas confortáveis (eu uso uma almofada criada especificamente para meditação);
- Uma área bem ventilada, de iluminação suave ou ajustável, é o mais recomendável;
- Considere colocar objetos sagrados, como cristais, estátuas e luminárias de sal do Himalaia, ao redor da área ou em um altar no seu espaço escolhido. Meu espaço tem vários cristais e duas luminárias de sal do Himalaia, e eu acendo velas em porta-velas de sal do Himalaia;
- Considere aromatizar o seu espaço com cheiros relaxantes de velas, incensos, ou com um difusor de aromaterapia (eu uso o difusor);
- Use um som portátil, como o de algum aparelho seu, para tocar música relaxante e marcar o tempo do Reiki (eu uso o meu *laptop*, apesar de ter um sistema de som no meu espaço).

Considere fazer um ritual para purificar e preparar o seu espaço antes de cada sessão. Por exemplo, para preparar o meu espaço antes de uma sessão, seja de autocura ou para aplicar Reiki em outra pessoa, eu acendo palo santo, uma madeira sagrada, e o desloco pelo cômodo no sentido anti-horário para espalhar a fumaça por todos os cantos. Depois, eu uso *tingsha* (pequenos címbalos) ou uma tigela tibetana durante um ou dois minutos. Para terminar, canalizo o Reiki nos quatro cantos do espaço, desenhando o CKR em cada um deles e também nas janelas e nas portas. Você descobrirá o seu próprio ritual para preparar o seu espaço.

SUA PREPARAÇÃO

Em seguida, você precisa se preparar. Sugiro as três etapas a seguir:

1. O Dr. Usui recomenda se sentar em Gassho por cerca de cinco minutos e focar suavemente no local onde os seus dedos médios se encostam. Normalmente, é assim que eu recomendo que a meditação seja feita antes de uma sessão de aplicação de Reiki em si mesmo ou em outra pessoa, mas você pode meditar da maneira que achar melhor.
2. Depois de meditar, peça, em silêncio ou em voz alta, que o Reiki flua e que você seja orientado durante a sessão para o bem maior. Convide mentalmente os mestres do Reiki do passado e do presente, incluindo o Dr. Usui, o Dr. Hayashi e a Madame Takata, para ajudá-lo enquanto você canaliza o Reiki para o bem maior.
3. Quando se sentir pronto, inicie sua sessão.

A técnica de cura do Reiki

Ao aplicar Reiki em si mesmo, você pode usar as 13 posições básicas das mãos para a autocura (ver página 72) ou uma abordagem mais intuitiva. Eu utilizo tanto a aplicação intuitiva quanto as posições básicas das mãos. Na maioria dos dias da semana, faço uma aplicação intuitiva em mim mesma, mas pelo menos uma vez na semana (ou até mais, se eu estiver doente ou com dificuldades emocionais ou espirituais), eu uso todas as 13 posições das mãos. Também tento receber Reiki de outros praticantes algumas vezes por ano, pois é uma boa maneira de mexer um pouco a energia e liberar bloqueios energéticos que eu talvez não estivesse encontrando por conta própria.

Quando você começar a aplicar Reiki em si mesmo, eu recomendo que trabalhe com as 13 posições das mãos e brinque um pouco com o Reiki intuitivo para ver o que você acha. Então, você pode começar fazendo entre cinco a dez minutos de Reiki intuitivo e em seguida fazer as 13 posições das mãos em cada sessão. À medida que sua intuição for se desenvolvendo, você pode começar a mudar essa proporção, e, depois de um tempo, talvez algumas das suas sessões possam ser totalmente intuitivas. No entanto, recomendo que você faça todas as 13 posições das mãos pelo menos uma vez por semana. Também recomendo que você receba uma aplicação de Reiki de outra pessoa sempre que for possível. Na minha casa, isso é muito fácil, porque meu marido também é praticante de Reiki.

AS 13 POSIÇÕES BÁSICAS DAS MÃOS PARA A AUTOCURA

A seguir, temos as 13 posições das mãos para a autocura com o Reiki. Você usará essas posições diariamente por 21 dias depois da sintonização com algum nível, e também toda vez que quiser aplicar Reiki em si mesmo. Você pode utilizá-las na ordem ou seguir sua própria orientação intuitiva. Mantenha cada posição por um período de três a cinco minutos para canalizar o Reiki. Gosto de fazer isso enquanto medito. Você também pode visualizar a energia entrando em você por suas mãos e fluindo até exatamente onde você precisa que ela vá para servir ao seu bem maior.

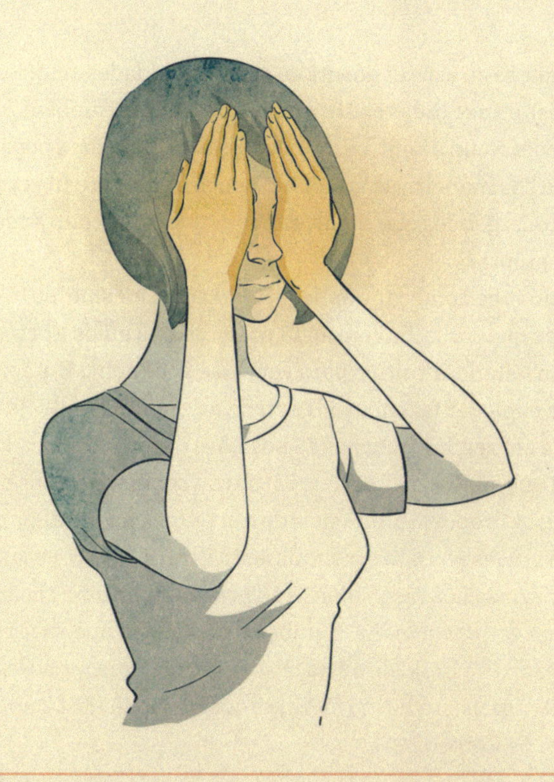

Olhos

Cubra suavemente os olhos com as mãos, deixando os polegares encostados nos lados de cada mão. Posicione as bases das suas mãos ao longo das maçãs do rosto, com as pontas dos dedos se apoiando no início do seu couro cabeludo, logo acima da sua testa. Suas mãos devem encostar muito levemente nas suas maçãs do rosto e no seu couro cabeludo, e devem estar encurvadas por cima dos seus olhos e sobrancelhas, sem tocá-los.

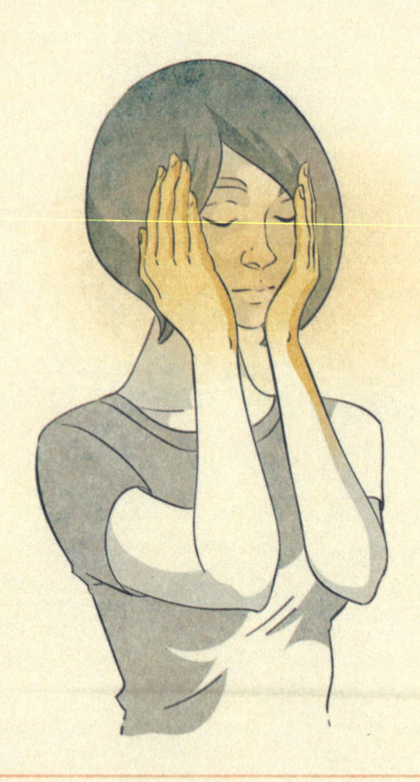

Bochechas

Deixe as mãos em concha, com os polegares encostados nos lados de cada uma delas. Posicione as mãos em concha por cima das suas bochechas, com as pontas dos dedos tocando nas suas têmporas, no lado do seu rosto, e com as bases das mãos encostando levemente nos lados dos seus maxilares. Para manter as mãos paradas, afaste os polegares das suas mãos e os prenda atrás das suas orelhas, por baixo delas. Suas mãos devem tocar na sua cabeça apenas pelas pontas dos seus dedos e pelas bases das suas mãos na sua mandíbula.

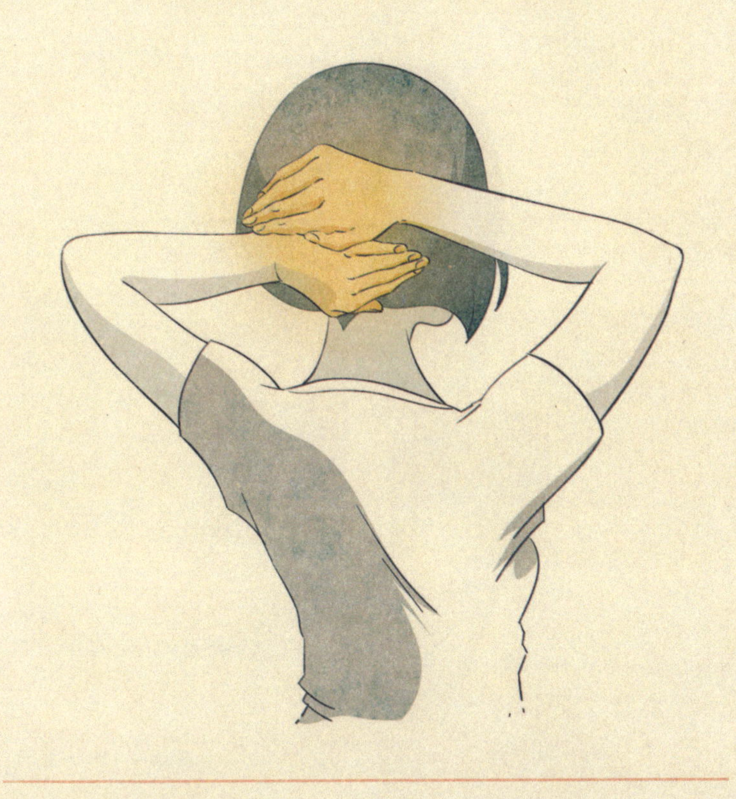

Parte de trás da Cabeça

Para essa posição, não importa qual mão está por cima. Use a que achar mais confortável. Faça uma pequena concha com as mãos, com os polegares encostados nos lados de cada uma delas. Encoste as mãos na parte de trás da sua cabeça (com as pontas dos dedos apontadas na horizontal), deixando uma das mãos por cima da parte inferior do seu crânio e a outra por cima da parte superior dele. As mãos devem estar levemente encurvadas, com apenas as pontas dos dedos e as bases das mãos encostando nos lados da parte de trás do seu crânio.

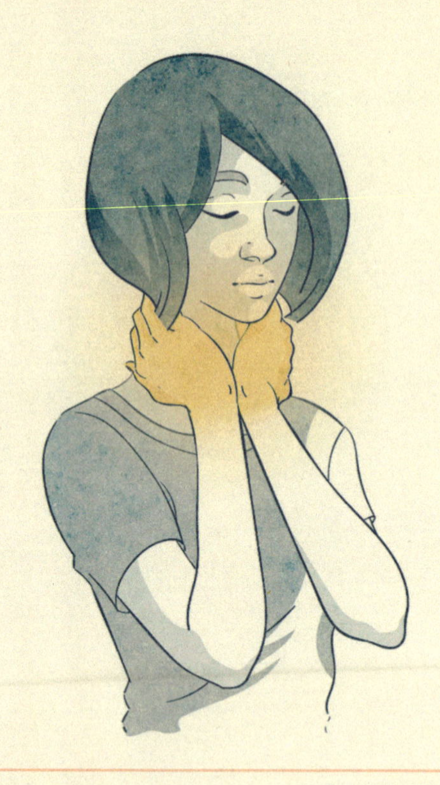

Lados do Pescoço

Curve levemente as mãos e as encoste nos lados do seu pescoço, com as pontas dos dedos tocando na sua nuca, o dedo mínimo encostando na sua mandíbula. As bases das suas mãos se apoiam na frente do seu pescoço, com os polegares encostados nos lados das suas mãos, acompanhando as clavículas.

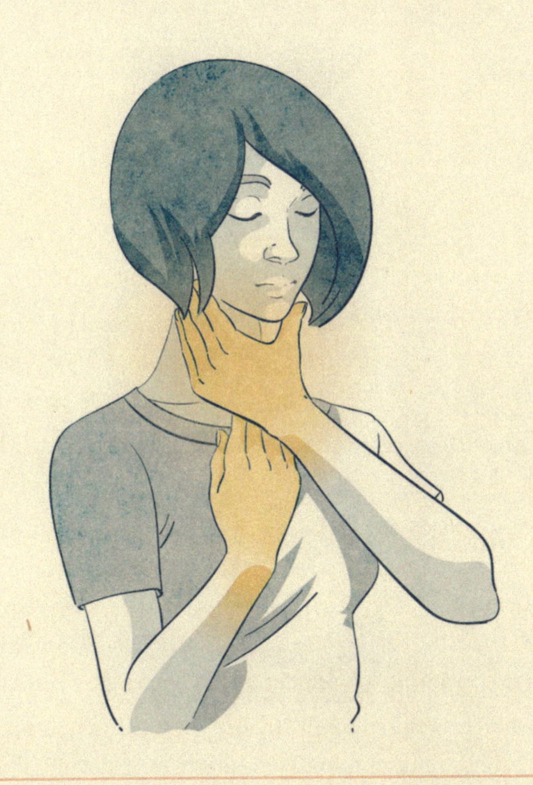

Garganta e Coração

Coloque as pontas dos dedos da mão esquerda no seu maxilar direito e a base da sua mão do lado direito na parte superior do seu peito, para que sua mão fique levemente inclinada para baixo, e a mantenha encurvada para que apenas as pontas dos seus dedos e as bases das suas mãos encostem no seu corpo. Assim, essa mão pode cobrir sua garganta diagonalmente. Com a mão direita, encoste as pontas dos dedos no dorso da sua mão esquerda (ou por baixo da palma da sua mão esquerda) e encoste a base da sua mão no centro do seu peito.

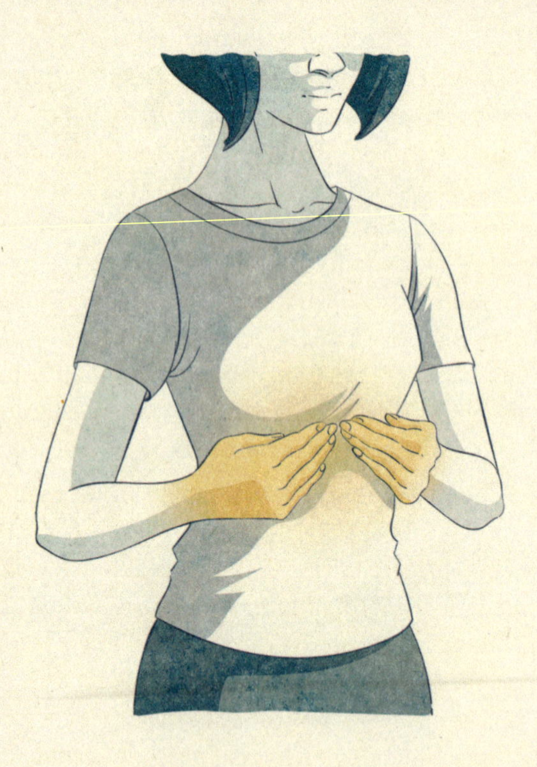

Costelas

Logo abaixo dos seus seios ou do seu peito, encoste as pontas dos dedos de cada mão ao longo do seu esterno, com as pontas dos dedos unidas e os polegares encostados nos lados das suas mãos. Curve as mãos e estenda as palmas paralelamente ao chão, com o lado do dedo mínimo de cada mão apontando para baixo e as bases delas tocando nos dois lados da sua caixa torácica.

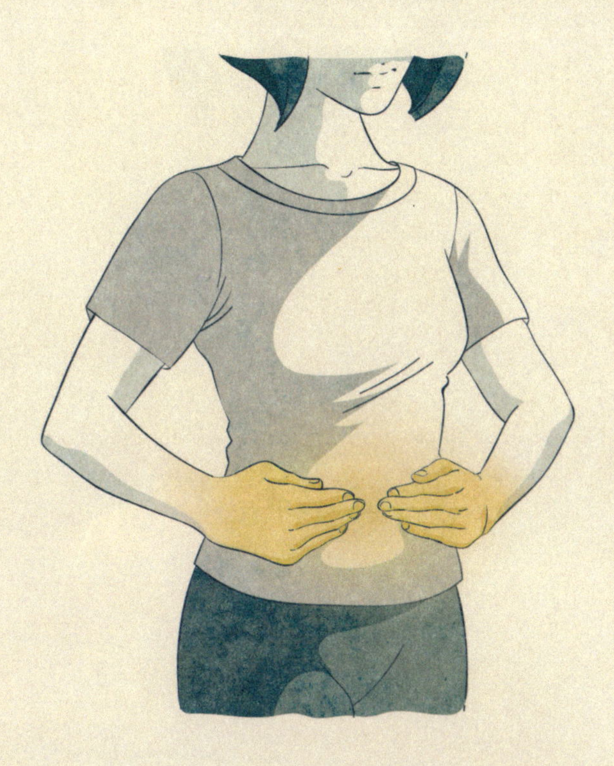

Abdome

Encoste o dedo médio de cada mão no seu umbigo e mantenha os dedos unidos em ambas, com as pontas deles encostando levemente no centro da sua região abdominal. Deixe as mãos com os lados dos dedos mínimos paralelos ao chão e as estenda (levemente em concha) para que suas bases se apoiem levemente nos lados do seu corpo.

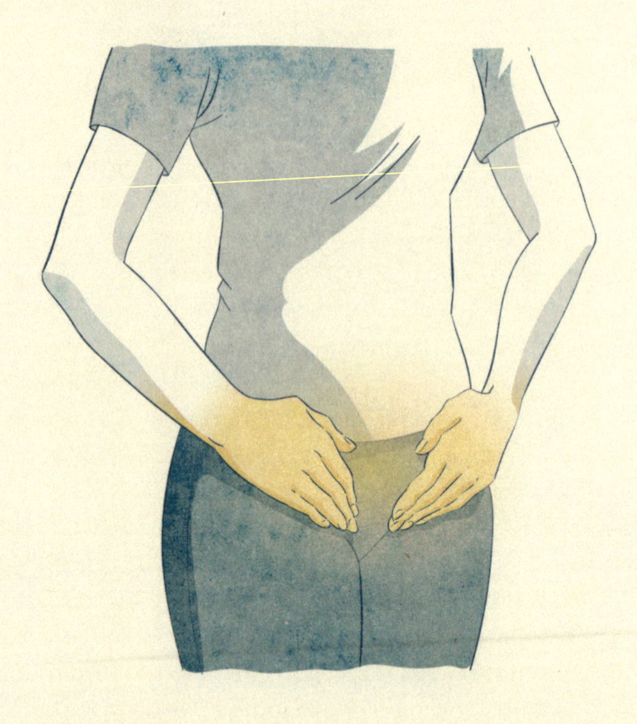

Virilha

Encoste as bases das suas mãos na parte externa da sua virilha, onde suas pernas se conectam ao seu abdome e onde seu corpo se dobra naturalmente quando você se senta. Curve suas mãos, mantendo os polegares encostados nelas, e toque as pontas dos dedos na parte interna das suas coxas.

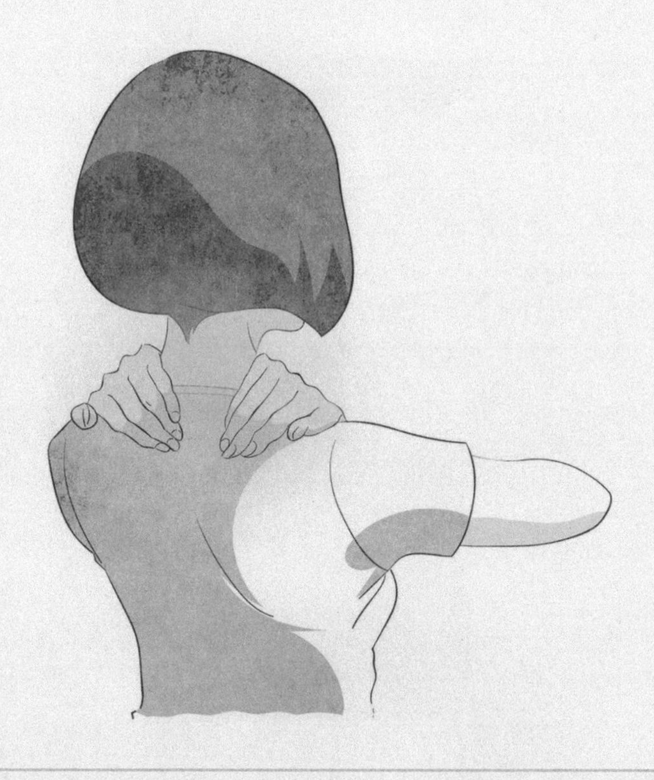

Ombros

Você pode fazer esta posição de braços cruzados ou não – o que achar mais confortável. No meu caso, acho melhor com os braços cruzados. Coloque as pontas dos dedos de cada mão no topo da escápula, na parte de trás do seu ombro, e deixe as mãos em concha por cima do topo do ombro, com as bases delas apoiadas na clavícula.

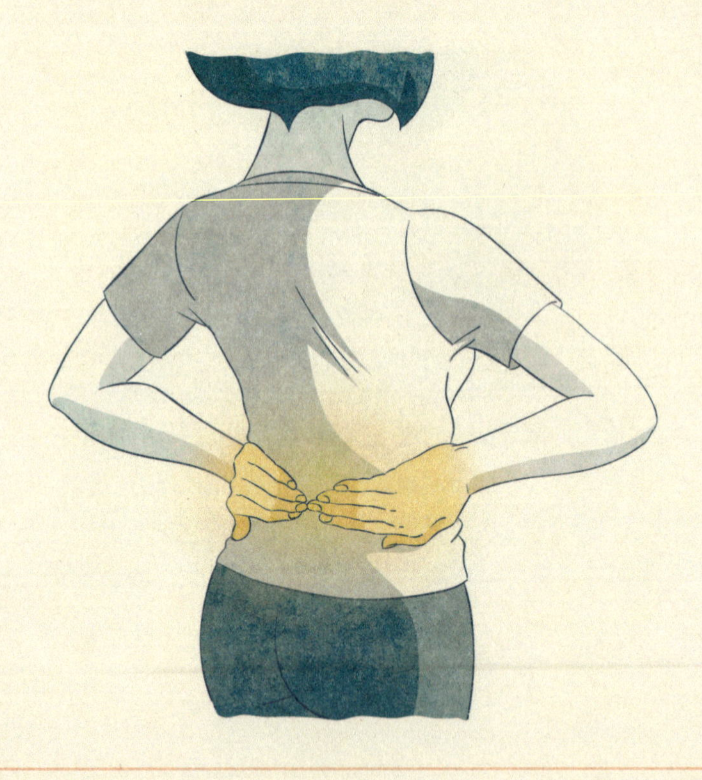

Meio das Costas

Gosto de pensar que esta é a posição das asas de galinha, pois seus cotovelos dobrados se afastam do seu corpo como asas de galinha. Encoste a base de cada mão nos lados da sua caixa torácica, com o polegar voltado para baixo. Curve as mãos ao redor das costas para que as pontas dos dedos se apoiem no seu latíssimo do dorso (os músculos que percorrem os lados das suas costas), apontando para a sua coluna.

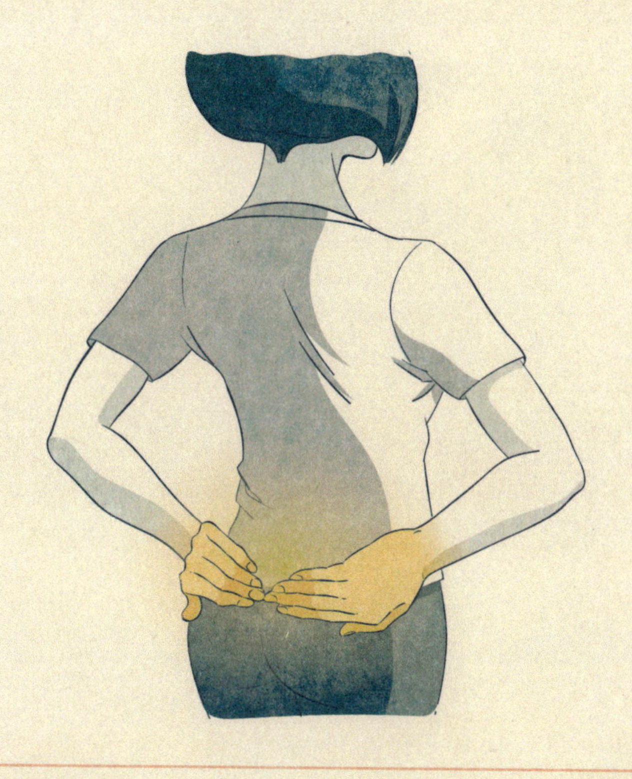

Lombar

Encoste as bases das suas mãos nos lados do seu corpo, logo acima dos seus quadris, e curve as pontas dos seus dedos na direção da sua coluna para que eles fiquem alinhados com o topo da parte traseira da sua pelve.

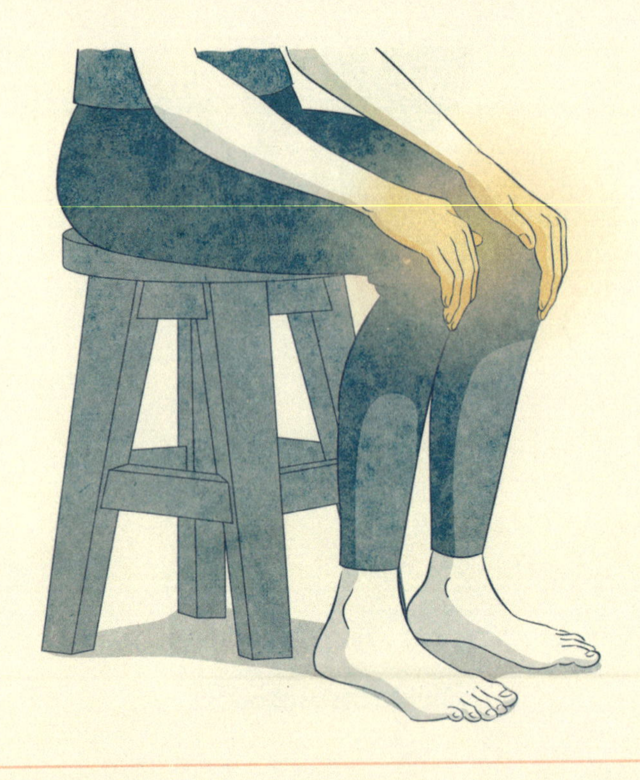

Joelhos

Deixe as mãos em concha com os polegares encostados no lado de cada uma delas. Posicione as bases das suas mãos em cima de cada joelho e curve os dedos para baixo por cima das rótulas, para que as pontas deles se apoiem nas suas canelas embaixo dos joelhos.

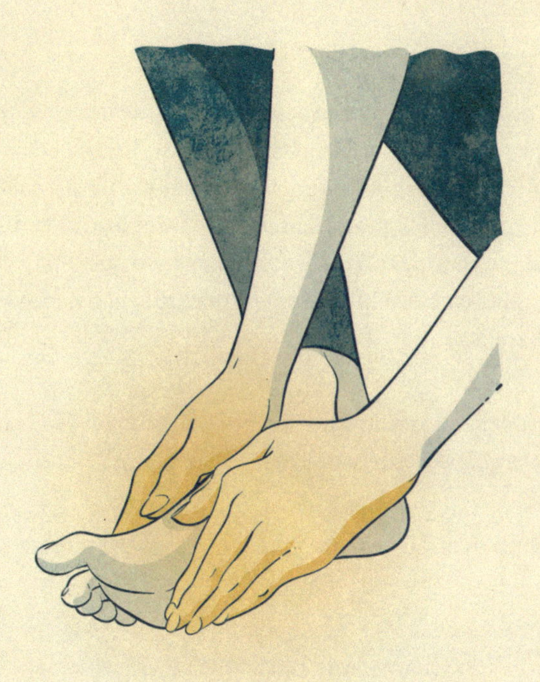

Pés

Trabalhando com um pé de cada vez (então tecnicamente são quase 14 posições das mãos), deixe a mão em concha por cima da sola do seu pé e coloque a outra mão por cima do peito do pé.

TÉCNICAS DE TOQUE DO REIKI

Além das posições das mãos, você também pode usar qualquer uma das técnicas a seguir quando achar adequado. Embora elas não sejam ensinadas tipicamente como técnicas de Reiki, caso você seja guiado intuitivamente para usá-las, pode fazer isso para direcionar ou estimular energia. Todas essas técnicas são opcionais, então você só deve usá-las caso se sinta à vontade e caso seja guiado pela sua intuição para isso.

Toque

Faça toda a sua mão tocar suavemente em qualquer área que você sentir que precisa de um pouco mais de amor.

Massagem

Usando as palmas das mãos e os dedos, massageie suavemente áreas de tensão.

Tapping *(leves batidas)*

Existe um método chamado de Técnica de Liberação Emocional (EFT), em que você dá leves batidas (*tapping*) em vários pontos com as pontas dos dedos indicadores. Se você sentir que está sendo guiado para aplicar esse método, pode dar entre oito e dez leves batidas com esses dois dedos ou enquanto achar que está sendo guiado para isso.
As recomendações de Reiki nos capítulos 6 e 7 indicam alguns momentos em que você deve dar essas leves batidas. Caso contrário, escute sua intuição em relação ao lugar, ou estude técnicas como a EFT para aprender mais sobre o *tapping*. Se você é um praticante de *nível 2* ou um *mestre*, você também pode visualizar que está fazendo o *tapping* na forma dos símbolos de Reiki em vários pontos, seguindo essa técnica.

Pressão suave

Canalizando o Reiki pelas mãos, desloque-as fazendo uma longa e suave pressão, se achar que está sendo guiado para isso. Essa técnica acalma e também pode ajudar a direcionar a energia.

Expiração

Uma das técnicas do Reiki japonês é chamada de Koki ho. Nela, a energia e os símbolos do Reiki são expirados em vários pontos.

Para fazer isso, inspire o Reiki até ele passar pelo seu chacra da coroa, e visualize os símbolos do Reiki embaixo do céu da sua boca enquanto entoa silenciosamente o nome do símbolo três vezes. Em seguida, expire o Reiki nas suas mãos e depois o aplique em si mesmo com elas. Você também pode fazer isso em outras pessoas. Expire o Reiki do céu da sua boca para dentro do corpo, visualizando a energia e o símbolo saindo de você com seu ar, e entrando na outra pessoa.

Olhar fixo

Uma outra técnica do Reiki japonês é chamada de Gyoshi ho, e nela a força vital amorosa do Reiki é enviada pelos olhos. Para fazer isso, visualize o Reiki entrando pelo seu chacra da coroa e enchendo sua cabeça. Quando se sentir pronto, olhe (sem focar) para a área de si mesmo para a qual você gostaria de direcionar o Reiki e sinta ele passar pelos seus olhos e entrar nela.

Autocura a distância

Apesar de parecer contraditório aplicar Reiki em si mesmo a distância, uso essa técnica quando preciso trabalhar com alguma área que não alcanço muito bem ou que não alcanço com conforto — como, por exemplo, no caso de dor na minha escápula. Acho difícil deixar as mãos paradas nessa região por muito tempo. Então, em vez disso, visualizo que estou desenhando o sanduíche de Reiki na área, e sinto a energia fluir. Ou então uso alguma coisa que sirva de substituto (um animal de pelúcia, por exemplo) e, com os símbolos do Reiki, pratico uma sessão de cura a distância em mim mesma.

Uma sessão completa de autocura com o Reiki

Ao realizar uma sessão completa de autocura com o Reiki, você é seu próprio cliente. É importante criar para si mesmo uma experiência de cura tão sagrada quanto você cria para os seus clientes. Reconheço que às vezes é mais difícil fazer isso, e admito que de vez em quando aplico o Reiki com pressa. (Sou conhecida por canalizar o Reiki sempre que encontro algum tempo para isso, como quando eu estou andando de carro.) No entanto, tento separar um tempo todos os dias, mesmo que sejam apenas cinco minutos, para realizar o ritual do Reiki. Para mim, é uma prática meditativa que me ajuda a manter o meu espaço espiritual, mental e emocional no nível ideal.

Crie seu ambiente. Assim como você faria com um cliente, crie o ambiente ideal para a cura. Separe um tempo e um espaço para fazer isso em que é improvável que você seja perturbado. Desligue o celular. Se estiver usando o celular ou o computador para ouvir música, desative quaisquer alertas de áudio, e coloque seu celular no modo avião para não ser perturbado por nenhum som aleatório.

Tire suas joias. Isso é opcional, mas muitos mestres e praticantes de Reiki preferem assim. Eu, na verdade, prefiro ficar com as minhas joias, porque são joias de cristais programadas com certas intenções de facilitar a cura. Cabe a você decidir o que fazer quanto a isso. Faça o que a sua intuição o orientar.

Sente-se confortavelmente. Quer seja em uma cadeira, no sofá, ou em uma almofada no chão, sente-se confortavelmente. Apoie os pés no chão se estiver na cadeira para facilitar seu aterramento, ou se sente na postura de lótus (ou outra postura semelhante e confortável) se estiver no chão. Lembre-se de não cruzar suas pernas e seus pés (a não ser que esteja na postura de lótus). Mantenha a coluna ereta, com os ombros confortavelmente para trás, e se sente nos seus ísquios.

Medite por cinco minutos. Quer você use Gassho ou outro método, passe cerca de cinco minutos esvaziando a mente, respirando profunda e confortavelmente pela sua barriga. Você também pode usar um mantra ou uma afirmação, como "minha saúde está perfeita", ou uma frase de intenção como "eu recebo o Reiki para o meu bem maior".

Permaneça no seu centro. Após meditar, volte ao seu centro. Concentre-se no seu Hara (também conhecido como *dantian* ou *dan t'ian*), que é o centro do seu *prana* (ou energia da força vital, também chamada de *chi* ou *qi*). O Hara tem a largura aproximada de uma mão, e se encontra abaixo do seu umbigo. Coloque as mãos nessa área, apoiando-as suavemente, e sinta o calor do *prana* se acumular debaixo delas. Se ajudar, visualize a energia aumentando debaixo das suas mãos como uma bola de luz rosa.

Peça que seu Reiki flua. Junte suas mãos em Gassho e convide o Reiki a fluir.

Afirme sua intenção de buscar o bem maior. Depois de sentir o Reiki fluindo, convide os mestres do Reiki do passado, do presente e do futuro para se unirem a você na canalização do Reiki para o seu bem maior. Ao fazer isso, deixe de lado quaisquer noções preconcebidas ou expectativas, e simplesmente permita a energia Reiki fazer o que for mais necessário.

Pare alguns minutos para praticar o Reiki intuitivo. Com as mãos em Gassho, pergunte onde o Reiki é mais necessário e aguarde a orientação. Ela pode aparecer como um pensamento na sua cabeça, ou você pode perceber uma sensação em alguma parte do seu corpo. Leve as mãos até essa parte e as deixe lá enquanto sua intuição achar necessário. Volte para Gassho e pergunte de novo. Faça isso até não se sentir mais guiado ou por algumas posições antes de começar as posições tradicionais das mãos.

Use as posições das mãos para fazer uma sessão completa de aplicação de Reiki em si mesmo. Mantenha cada posição das mãos, seguindo a ordem, por um período de três a cinco minutos. Se forem necessárias outras técnicas de Reiki ou de toque, você pode utilizá-las, se sua intuição o orientar para isso.

Volte para Gassho e agradeça. No fim de cada sessão, volte para Gassho. Agradeça o Reiki, o universo e os mestres de Reiki do passado, do presente e do futuro, incluindo o Dr. Usui, o Dr. Hayashi e a Madame Takata, pela cura que aconteceu.

Aterre-se. Após sua sessão, aterre-se tocando no chão com as mãos, tomando um copo de água gelada, ou realizando uma meditação simples para você se aterrar, como a visualização de raízes saindo dos seus pés e crescendo para dentro do centro da Terra.

5 Curando os outros

Quando você canaliza o Reiki para outras pessoas, ele flui por você, e elas o internalizam. Uma das coisas boas a respeito disso é que, ao tratar os outros, você também sente a energia Reiki trabalhando em você.

Começar pela autocura é bom, porque assim você já sabe o básico na hora de começar a trabalhar com os outros. Você já sabe criar seu ambiente e fazer o que precisa para que a sessão dê certo. Tudo isso ajuda bastante quando você começa a trabalhar com a cura dos outros.

Prepare-se o máximo possível

Quando comecei a canalizar o Reiki, eu o aplicava em um marido muito receoso, cujo apelido carinhoso era Cientista *Nerd*, por causa da sua formação em engenharia nuclear e do seu imenso ceticismo em relação a qualquer coisa que não se fundamentasse em princípios estritamente científicos. Com ele, não comecei pelo tratamento completo do Reiki. Em vez disso, nós nos concentramos em uma área de dor persistente, seu cotovelo, e eu me aconchegava perto dele no sofá e passava de 20 a 30 minutos canalizando o Reiki para a dor que ele sentia naquela região há vários meses.

Depois de algumas sessões, a dor dele desapareceu permanentemente, e assim meu marido cético se tornou mais disposto a explorar o Reiki de uma maneira mais completa. No entanto, tudo o que tínhamos eram camas, cadeiras e sofás, sem nenhuma mesa de Reiki, lamentavelmente. Então, tentei realizar uma sessão completa de Reiki com todas as posições das mãos e me contorci desconfortavelmente ao redor dele. Por saber que aquilo não daria certo no longo prazo, investi em uma mesa de Reiki, o que facilitou tudo.

Essa é a minha maneira de lhe dizer o seguinte: assim que você achar que tem condições de comprar uma mesa de Reiki ou de massagem, esse investimento é essencial. Ela cria uma atmosfera profissional, estabelece o seu ambiente e faz com que seja muito mais confortável realizar as sessões de Reiki com imposição das mãos, porque assim você pode se mover com liberdade ao redor do seu cliente e colocar suas mãos nas posições adequadas. Além disso, se estiver trabalhando com clientes, você precisa de uma mesa para apresentar uma superfície de tratamento adequado e profissional.

A seção sobre **Preparação** no capítulo anterior o ajudará a começar a estabelecer o seu espaço de Reiki para curar os outros. Se você planeja fazer isso profissionalmente, é fundamental ter um espaço separado e privado, longe das outras áreas da sua casa, assim como criar uma atmosfera que seja sagrada e relaxante para ajudar seus clientes a se sentirem confortáveis, e para compor o ambiente meditativo correto para a sua própria prática.

Técnicas

Como mencionei no capítulo anterior, todas as técnicas de autocura que foram descritas nele também podem ser usadas em clientes. Você pode escolher qualquer uma delas — como o *tapping*, os movimentos suaves, a massagem, a expiração, o olhar fixo e o toque — para seus clientes, contanto que eles se sintam à vontade em serem tocados. Sempre inicio cada sessão perguntando aos meus clientes se eles se sentem à vontade com as técnicas que posso realizar. Se a resposta for não (inclusive para o toque), então evito essas técnicas.

Se você tem um cliente que não se sente à vontade com o toque, você pode manter as posições das mãos do Reiki acima do corpo dele, a uma distância de três a cinco centímetros. Assim, o Reiki também será canalizado de uma maneira eficaz, e seu cliente se sentirá mais à vontade durante a sessão.

AS 12 POSIÇÕES BÁSICAS DAS MÃOS (E 4 POSIÇÕES OPCIONAIS DAS MÃOS PARA AS COSTAS)

Existem 12 posições básicas das mãos em uma sessão completa de Reiki. Alguns mestres de Reiki (inclusive os meus) ensinam quatro posições adicionais para as costas, que você pode incorporar da maneira que preferir. Ao realizar uma sessão de imposição das mãos, use um toque bastante leve.

Peça ao seu cliente que se deite de costas na mesa, com as pernas estendidas e os braços ao lado do corpo. Peça que ele descruze os braços, as pernas e os pés, se estiverem cruzados.

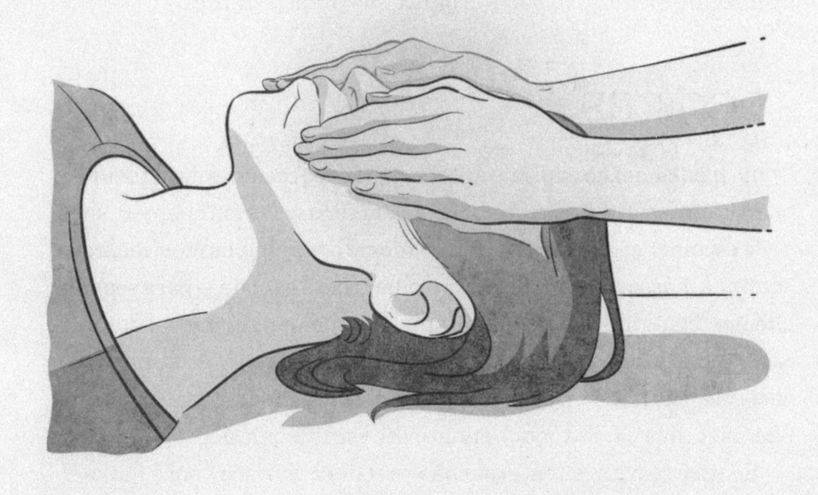

Olhos

Fique em pé ou sentado perto do topo da cabeça do seu cliente. Curve levemente suas mãos, com os polegares encostados nos lados de cada uma delas. Encoste levemente as pontas dos dedos nas maçãs do rosto do seu cliente, apoie as mãos em concha por cima dos olhos dele, sem tocar neles, e apoie levemente as bases das suas mãos na testa dele.

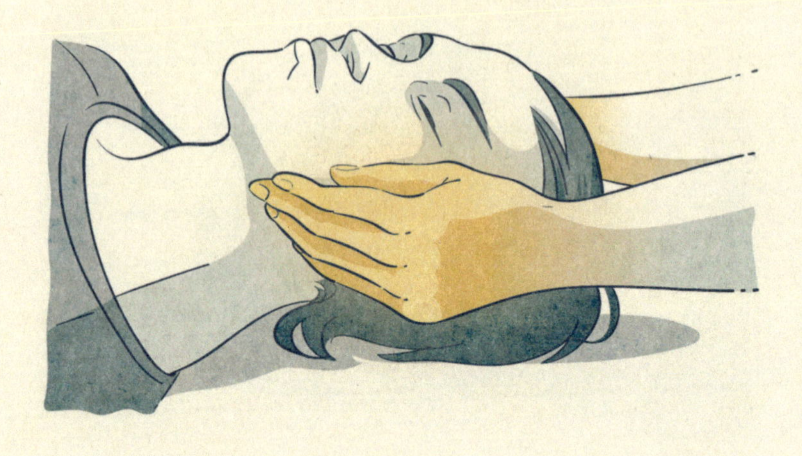

Ouvidos

Enquanto ainda está de pé ou sentado perto do topo da cabeça do seu cliente, coloque as bases das suas mãos nas têmporas dele, com as pontas dos seus dedos acompanhando a direção do comprimento do corpo dele. Curve levemente suas mãos com os polegares encostados nos lados delas, e prenda o seu dedo mínimo suavemente ao redor das orelhas do seu cliente. Apoie as pontas dos seus dedos ao longo da mandíbula dele.

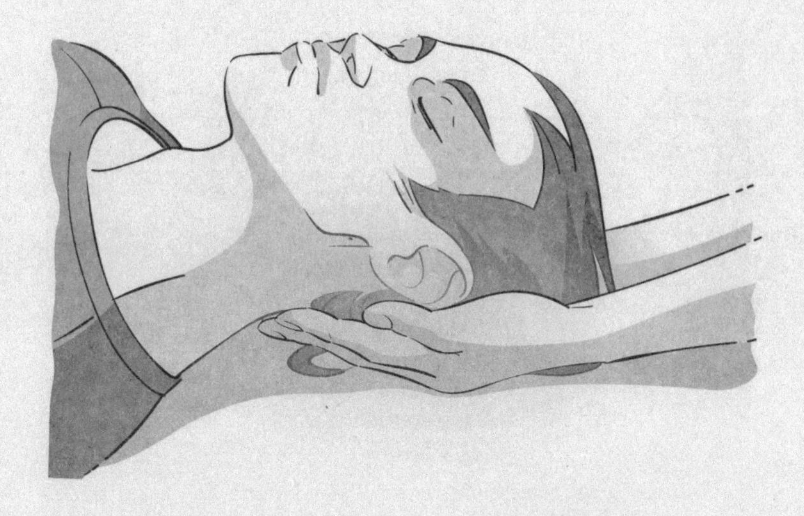

Parte de trás da Cabeça

Enquanto ainda está perto do topo da cabeça do seu cliente, coloque as mãos embaixo da cabeça dele, sentindo o peso dela nas suas mãos. Coloque as pontas dos dedos ao longo do osso occipital, na parte de trás do crânio, e as bases das suas mãos ao longo da parte de trás do topo da cabeça dele. Deixe suas mãos em concha e encoste os polegares nos lados delas.

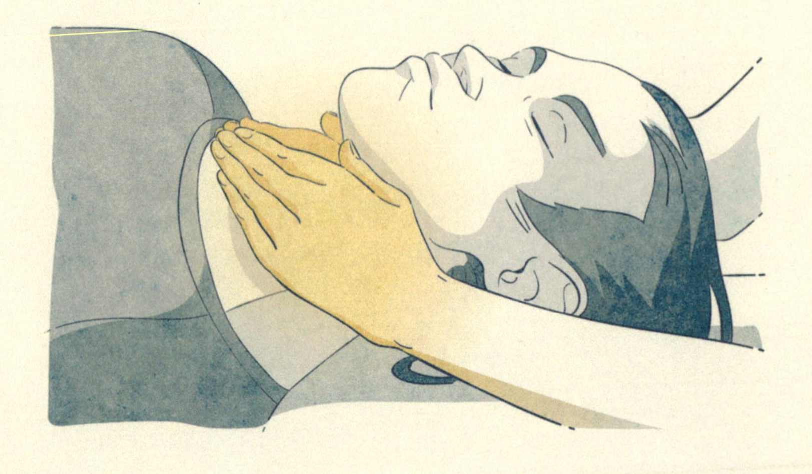

Garganta

Permaneça próximo do topo da cabeça do seu cliente. Tome o cuidado de não posicionar as mãos diretamente em cima da garganta dele, pois assim ele pode se sentir desconfortável e claustrofóbico. Em vez disso, encoste a base de cada mão ao longo da clavícula, na área em que ela se encontra com o ombro, e curve as mãos com os polegares encostados nos lados delas. Encoste as pontas dos dedos ao longo do topo do esterno, para que suas mãos fiquem apontadas para baixo, acompanhando a frente da garganta.

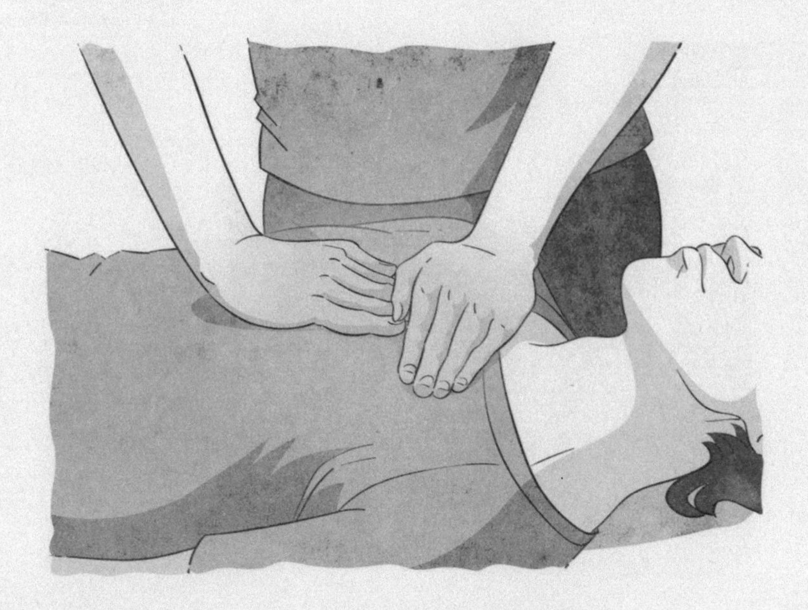

Coração

Mova-se para qualquer um dos lados do seu cliente. Encoste a base de uma das mãos no centro do peito dele, ao longo do esterno, apoiando as pontas dos dedos ao longo do músculo peitoral acima do peito, e deixando a mão em concha com o polegar encostado no lado dela. Coloque as pontas dos dedos da outra mão ao longo do dorso da sua primeira mão, com a base apoiada no esterno, abaixo do peito. Lembre-se de não deixar as mãos em concha por cima dos seios, pois isso pode deixar as clientes desconfortáveis.

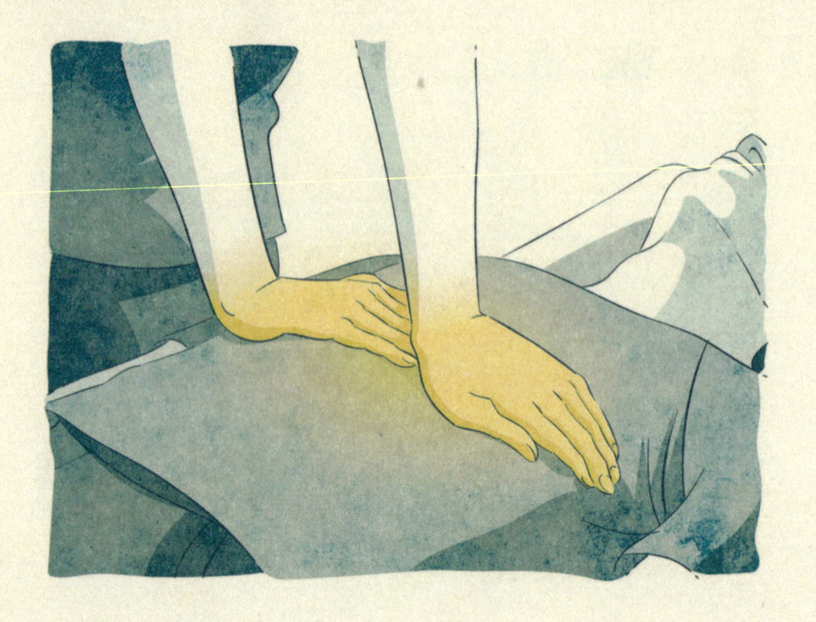

Plexo solar

Enquanto você ainda está em pé ao lado do seu cliente, coloque as pontas dos dedos da mão que for mais confortável no esterno, abaixo do osso do peito, e posicione a base dela em concha, com o polegar encostado no lado dela, na caixa torácica. Encoste a base da outra mão nas pontas dos dedos da sua primeira mão, e curve sua mão, com as pontas dos dedos encostando no lado oposto da caixa torácica.

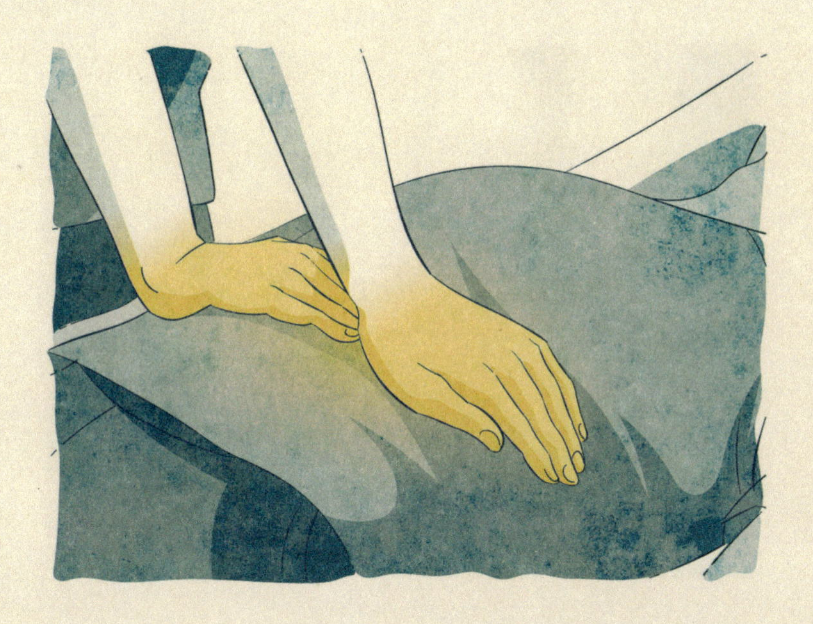

Umbigo

Enquanto está de pé ao lado do seu cliente, coloque as pontas dos dedos de uma das mãos (a que for mais confortável) no umbigo, e estenda sua mão para que a base dela encoste nos oblíquos (os músculos abdominais laterais), mantendo as mãos em concha e o polegar encostado do lado dela. Encoste a base da outra mão ao longo das pontas dos dedos da primeira mão, e estenda as pontas dos dedos na direção do outro lado dos oblíquos.

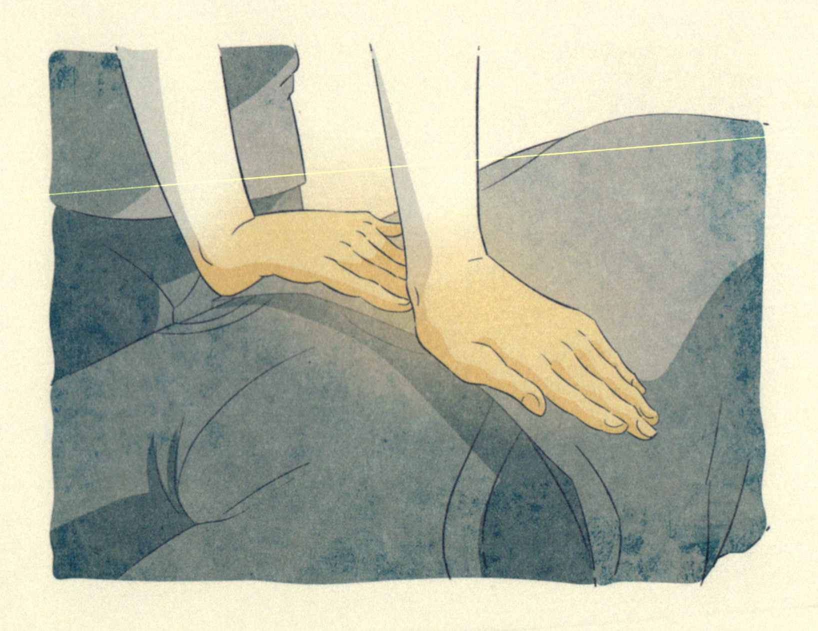

Hara

Faça a mesma posição das mãos do Umbigo, mas agora à distância de uma mão para baixo.

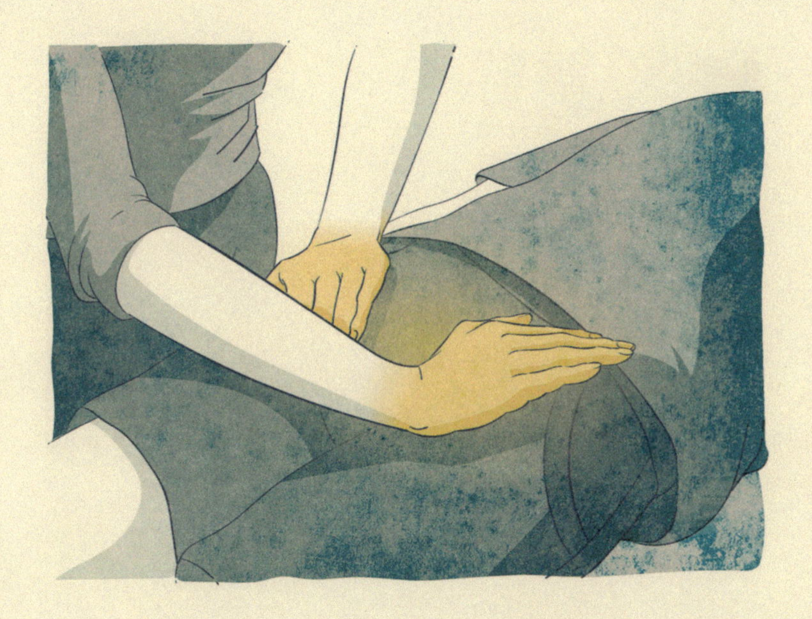

Virilha

Enquanto você ainda está de pé ao lado do seu cliente, encoste a base da mão que for mais confortável na parte mais externa da dobra do quadril, ao longo do topo da perna, com os dedos estendidos para dentro e acompanhando essa dobra. Coloque a base da outra mão perto da parte mais interna da dobra do quadril e as pontas dos dedos perto da parte mais externa dessa dobra.

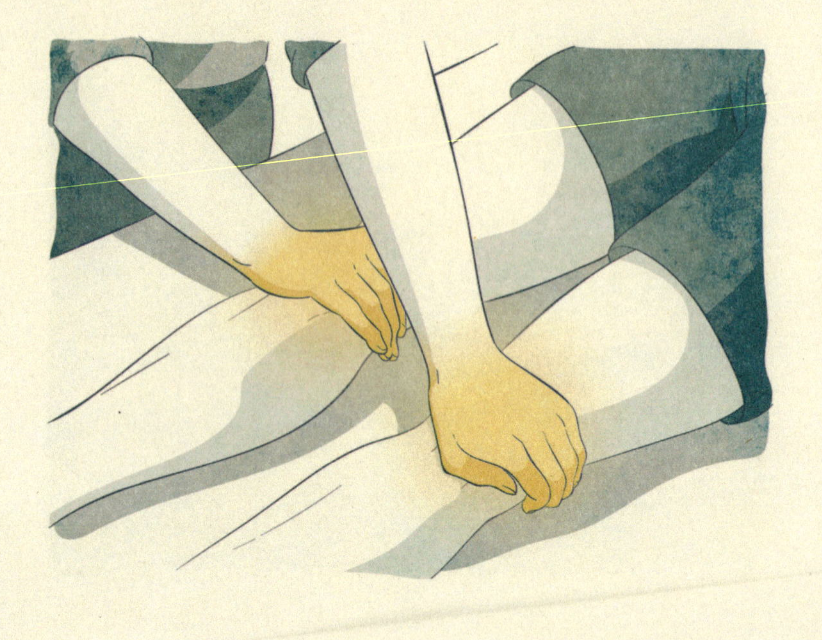

Joelhos

Enquanto você está ao lado do seu cliente, coloque uma mão em cada joelho, com a base de cada uma delas do lado da rótula e as pontas dos dedos do outro lado, deixando as palmas encurvadas por cima dos joelhos.

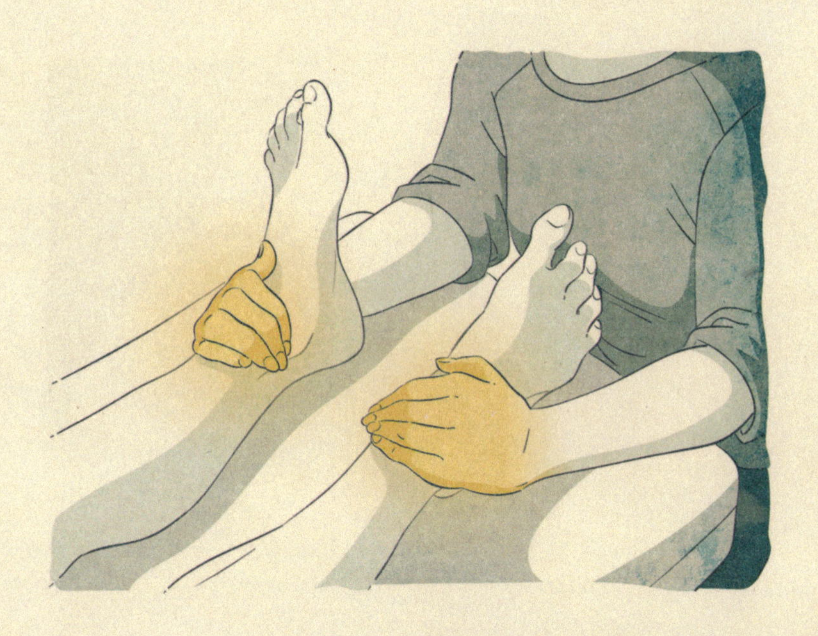

Tornozelos

Enquanto você está ao lado do seu cliente, coloque uma mão na frente de cada tornozelo, com a base delas de um lado e as pontas dos dedos do outro, deixando as mãos encurvadas por cima dos tornozelos.

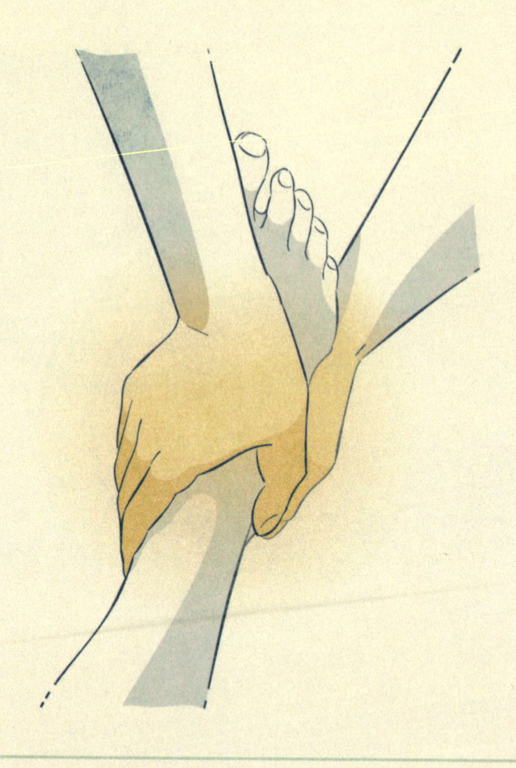

Pés

Pare perto dos pés do seu cliente e trabalhe com um pé de cada vez. Segure a sola do pé com a mão e curve a outra mão por cima do peito do outro pé.

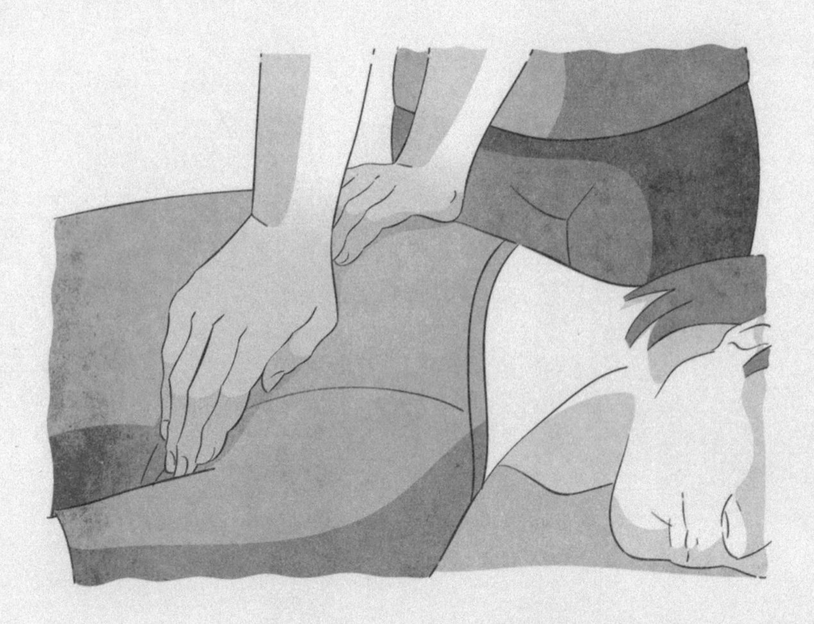

Ombros

Enquanto você está de pé ao lado do seu cliente, coloque as mãos alinhadas na parte de trás dos ombros, deixando na coluna as pontas dos dedos de uma mão e a base da outra.

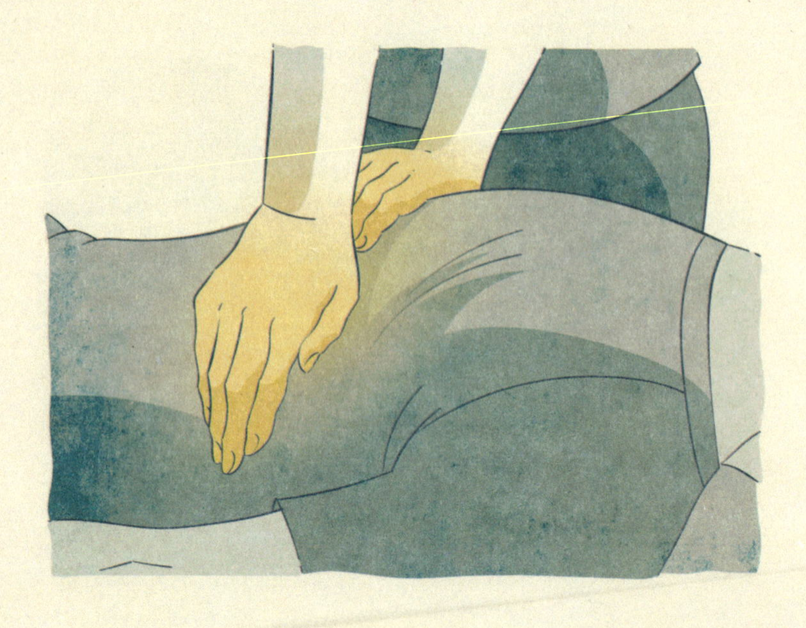

Meio das Costas

Enquanto você está de pé ao lado do seu cliente, coloque as mãos alinhadas nas costas aproximadamente na altura do sutiã (ou na altura correspondente nos clientes homens), deixando na coluna as pontas dos dedos de uma mão e a base da outra.

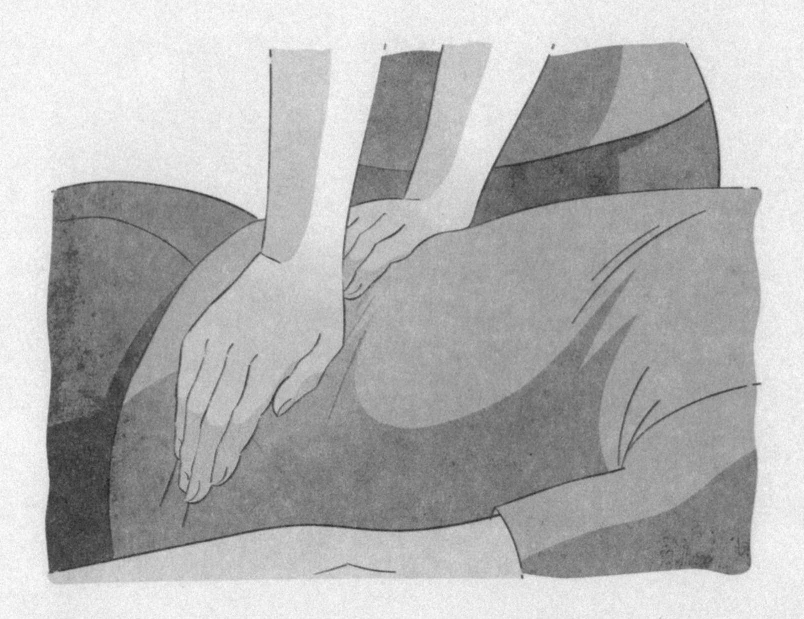

Lombar

Enquanto você está de pé ao lado do seu cliente, coloque as mãos alinhadas na lombar, aproximadamente na altura da cintura, deixando na coluna as pontas dos dedos de uma mão e a base da outra.

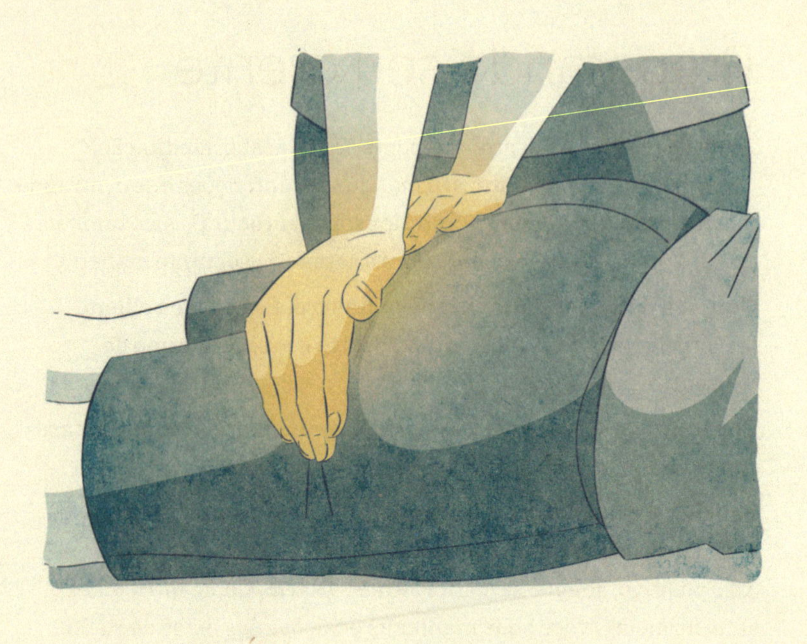

Topo das Pernas

Enquanto você está de pé ao lado do seu cliente, coloque as mãos alinhadas na parte de trás das coxas, onde os topos das coxas encontram os glúteos.

Preparando seu cliente

Além de preparar sua própria mente com Gassho, meditação, convidando o Reiki a fluir, afirmando suas intenções e se centrando (como descrevi no capítulo anterior sobre autocura), você também precisa preparar o seu cliente para a sessão da seguinte maneira:

Comece pelos formulários de cadastro. Peça ao seu cliente que preencha os formulários de cadastro e assine o termo de consentimento.

Pergunte se ele tem alguma preocupação ou dúvida. Em caso positivo, converse sobre isso com ele.

Pergunte se ele tem algum problema com toque ou com alguma outra técnica que você está pensando em usar. Em caso positivo, adapte-se conforme necessário. Como mencionei anteriormente, você pode manter as posições das mãos do Reiki a uma distância de três a cinco centímetros acima do corpo dele.

Explique ao seu cliente o que ele deve esperar. Conte a ele o que acontecerá durante a sessão. Explique que você vai fazer várias posições com as mãos e canalizar a energia Reiki. Conte que você vai canalizar o Reiki, e que ele atrairá o Reiki para dentro de si enquanto você o canaliza. Diga a ele que relaxe e esclareça que ele não precisa fazer nada além de permitir que a experiência aconteça. Explique que ele pode perceber coisas como calor, luzes giratórias, visões, ou liberações emocionais, ou pode não sentir nada ou até mesmo adormecer. Tudo isso é normal e acontece conforme necessário em função do bem maior dele.

Limpe a aura do seu cliente. Muitos praticantes de Reiki começam e terminam a sessão com a limpeza da aura, o campo de energia que cerca o corpo. (Eu estimulo meus alunos a fazerem isso.) Limpar a aura pode ajudar a acabar com qualquer desequilíbrio energético que possa haver nela, preparando o seu cliente para uma sessão completa de Reiki. Para limpá-la, peça que seu cliente fique de pé na sua frente. Mantenha suas mãos a uma distância de 7 a 12 cm do corpo dele, e comece deixando-as em concha por cima do topo da cabeça dele, mas sem tocá-lo. Em seguida, faça movimentos longos e descendentes pela aura dele com as suas mãos, percorrendo todos os planos do corpo (a frente, os lados e as costas), pelo campo áurico, mas sem tocar na pessoa. Enquanto faz a limpeza, de vez em quando abra e feche suas mãos a fim de remover a energia delas. Mantenha os dedos voltados para baixo, na direção da Terra, para permitir que ela absorva qualquer energia negativa que você possa ter removido. Termine movendo as mãos da cabeça até os pés do cliente e, em seguida, toque no chão para aterrar a energia.

Peça a seu cliente que relaxe e respire enquanto você se prepara. Explique que você passará alguns minutos se preparando, e o convide a fechar os olhos e se concentrar na respiração enquanto você termina de se preparar para tratá-lo. Sugira que ele deixe de lado quaisquer expectativas ou noções preconcebidas enquanto relaxa, e que ele convide silenciosamente a energia Reiki a servir ao seu bem maior enquanto você se prepara. Você pode decidir meditar agora, se já não tiver feito isso, para se preparar para a sessão, dependendo do que parecer mais adequado para aquele cliente em particular.

Realizando a sessão

Quando você e seu cliente estiverem prontos, você pode fazer a sua sessão. Em geral, as sessões duram entre 30 minutos e uma hora. Você pode fazer uma sessão intuitiva, uma sessão usando todas as posições das mãos, ou uma mistura das duas coisas.

REALIZANDO UMA SESSÃO COM IMPOSIÇÃO DAS MÃOS

Para realizar uma sessão de imposição de mãos, você deve se preparar da maneira descrita anteriormente e depois fazer as 12 a 16 posições das mãos, seguindo as descrições que se encontram nas seções no início deste capítulo. Mantenha cada posição por um período de três a cinco minutos.

POSIÇÃO DAS MÃOS DAS ADRENAIS

Embora a posição das mãos das adrenais não seja tradicionalmente ensinada no Reiki Usui, eu a uso bastante nas recomendações apresentadas nos **capítulos 6** e **7**.

As glândulas adrenais liberam os hormônios do estresse. Esses hormônios ativam a reação de luta ou fuga que era necessária para impedir que os primeiros humanos fossem mortos e comidos por predadores.

Hoje em dia, não precisamos mais ter medo de sermos comidos por predadores, mas as nossas glândulas adrenais não sabem disso. Então, em uma situação de estresse, elas continuam secretando hormônios como se nossas vidas dependessem disso. Infelizmente, vivemos em um ambiente de estresse constante. As pressões da nossa vida cotidiana, dos nossos empregos, dos acontecimentos pelo mundo e de muitos outros fatores mantêm nossas glândulas adrenais em um estado contínuo de produção e liberação hormonal. Como resultado, elas podem ficar cronicamente exaustas, o que pode causar uma série de outros problemas mentais, emocionais e físicos. Portanto, acho que canalizar o Reiki diretamente para as glândulas adrenais exaustas é benéfico em muitos casos, e faço a posição das mãos das adrenais como parte dos muitos tratamentos.

Para canalizar o Reiki para as glândulas adrenais, posicione a base de cada mão na caixa torácica, logo abaixo dos seios ou do peito, com os dedos de cada mão apontados para o esterno. Mantenha essa posição por um período de três a cinco minutos, assim como você faria com qualquer outra posição das mãos. Você pode incluir essa posição na sua sequência regular de posições das mãos, ou usá-la apenas como um tratamento específico, sabendo que o Reiki sempre flui para onde ele é mais necessário.

REALIZANDO UMA SESSÃO INTUITIVA

Para realizar uma sessão intuitiva, durante o seu preparo, peça a si mesmo que canalize o Reiki para servir ao bem maior do seu cliente. Em seguida, faça o seguinte:

1. Fique de pé perto do topo da cabeça do seu cliente ou perto dos pés dele, com as mãos em Gassho, e peça que seja orientado;
2. Ao receber uma orientação, mova-se para o local indicado e mantenha a posição das mãos nesse lugar. Fique assim por um período de três a cinco minutos, ou até ser guiado para se mover de novo;
3. Volte para a cabeça ou para os pés, fique de pé com as mãos em Gassho mais uma vez, e peça que seja guiado até a próxima área;
4. Faça isso até não ser mais guiado, ou até acabar o tempo que você separou para a sessão;
5. Se você não receber orientação alguma, apenas faça as posições das mãos como se fosse uma sessão de imposição das mãos.

CAIXA DE REIKI

Você pode usar uma caixa de Reiki para canalizar Reiki para várias pessoas de uma vez só. Para fazer isso, escreva o nome delas em um pedaço de papel (ou use fotos delas). Coloque os papéis ou as fotos dentro de uma caixa. Prepare-se como sempre, e depois desenhe o sanduíche de Reiki nas suas mãos, dizendo o nome de cada símbolo três vezes enquanto o desenha para ativá-lo. Canalize o Reiki para a caixa até sentir que a sessão está completa. Você também pode escrever os nomes de situações ou de acontecimentos mundiais e colocá-los na caixa para enviar energia Reiki.

ENCERRANDO UMA SESSÃO

No fim de cada sessão, faça o seguinte:

1. Quando a sessão terminar, fique de pé com as mãos em Gassho perto do topo da cabeça ou dos pés do seu cliente e agradeça ao Reiki, ao Dr. Usui, ao Dr. Hayashi, à Madame Takata e ao seu cliente por ter permitido que você canalizasse o Reiki (você pode fazer isso em silêncio ou em voz alta);
2. Em seguida, em silêncio, afirme sua intenção de que seu cliente prossiga com saúde e bem-estar rumo ao bem maior dele;
3. Suavemente, diga ao seu cliente que se sente na mesa quando ele se sentir pronto;
4. Limpe a aura dele enquanto ele está sentado;
5. Ofereça um copo de água gelada para que ele se aterre depois da sessão;
6. Passe suas mãos debaixo de água gelada para interromper a conexão energética entre vocês dois e para que você se aterre;
7. Passe mais tempo com o seu cliente conforme for necessário. Sugira que ele tome bastante água ao longo do dia para remover quaisquer toxinas que possam ter sido liberadas durante a sessão. Diga para ele permitir o surgimento de qualquer emoção que possa vir à tona após a sessão. Lembre-o de que você estará disponível se ele tiver alguma pergunta, e o informe sobre a maneira de entrar em contato.

SESSÃO RÁPIDA COM AS POSIÇÕES DAS MÃOS

Se você não tem uma hora inteira para realizar a sessão, você pode fazer uma sessão rápida com nove posições das mãos, a serem mantidas por um período de dois a três minutos cada. Peça ao seu cliente que se sente em uma cadeira, mantendo os pés no chão e os braços ao lado do corpo. Em seguida, complete as posições das mãos das páginas a seguir:

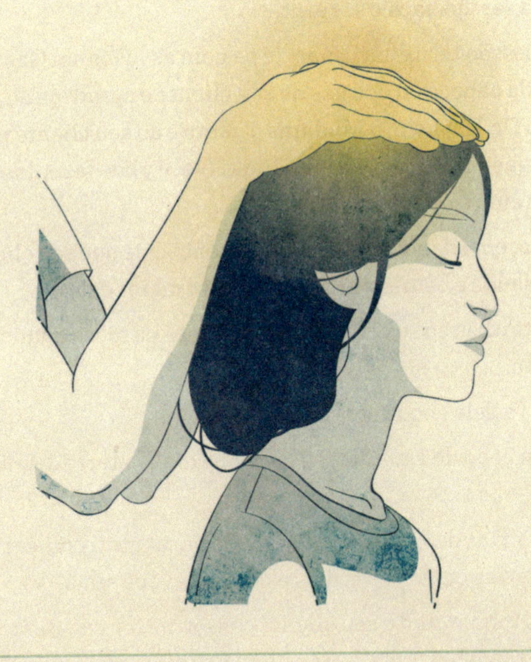

Chacra da Coroa

Fique de pé atrás do seu cliente e deixe suas mãos em concha por cima do topo da cabeça dele, com as pontas dos dedos apoiadas na testa dele e as bases das suas mãos levemente apoiadas na parte de trás do crânio dele.

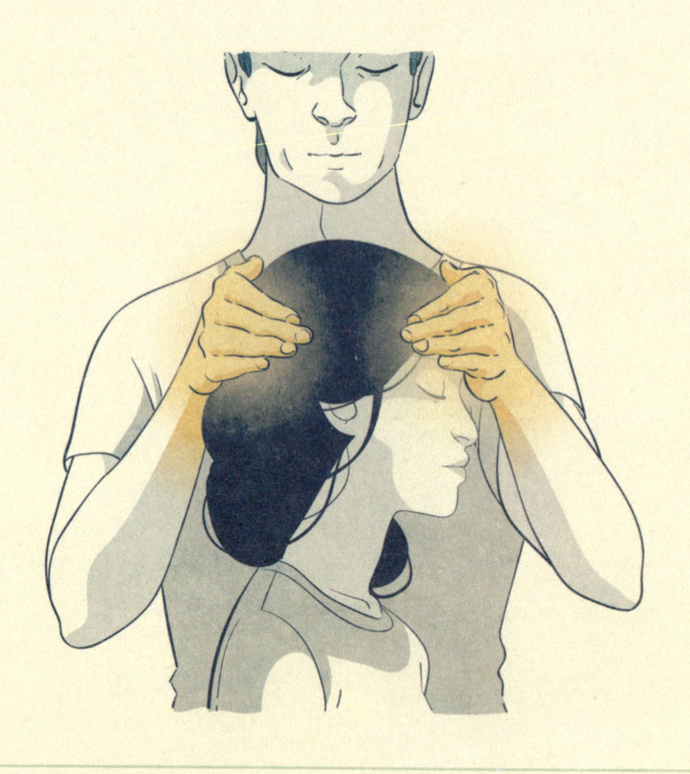

Chacra Frontal

Fique de pé ao lado do seu cliente, deixe suas mãos em concha e coloque uma delas na frente da testa do seu cliente, com as pontas dos dedos e a base de uma das mãos apoiadas nos lados da testa, e as pontas dos dedos e a base da outra mão apoiadas nos lados da parte de trás da cabeça.

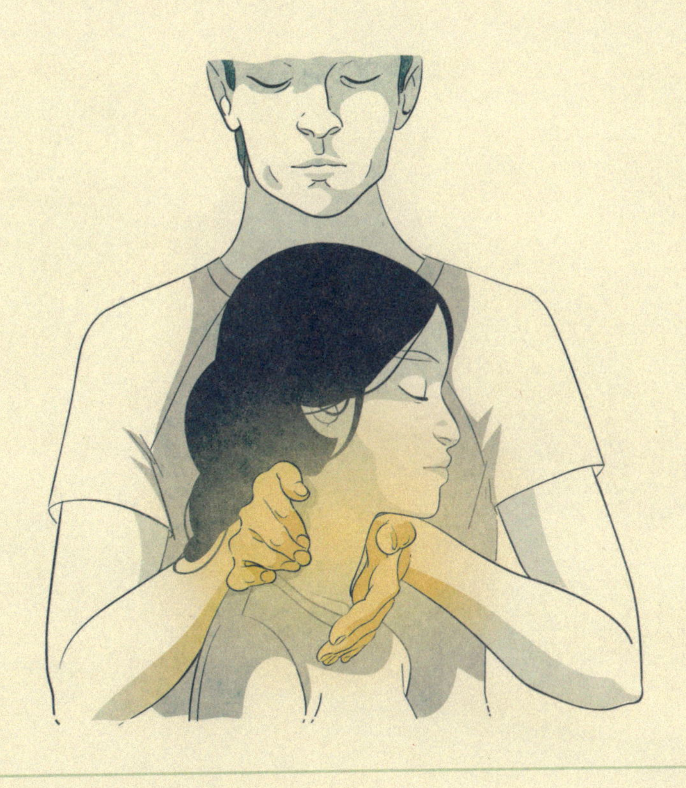

Chacra Laríngeo

Fique de pé ao lado do seu cliente, deixe as mãos em concha na frente da garganta e na nuca dele, com as pontas dos dedos e as bases das mãos levemente apoiadas em cada lado do pescoço.

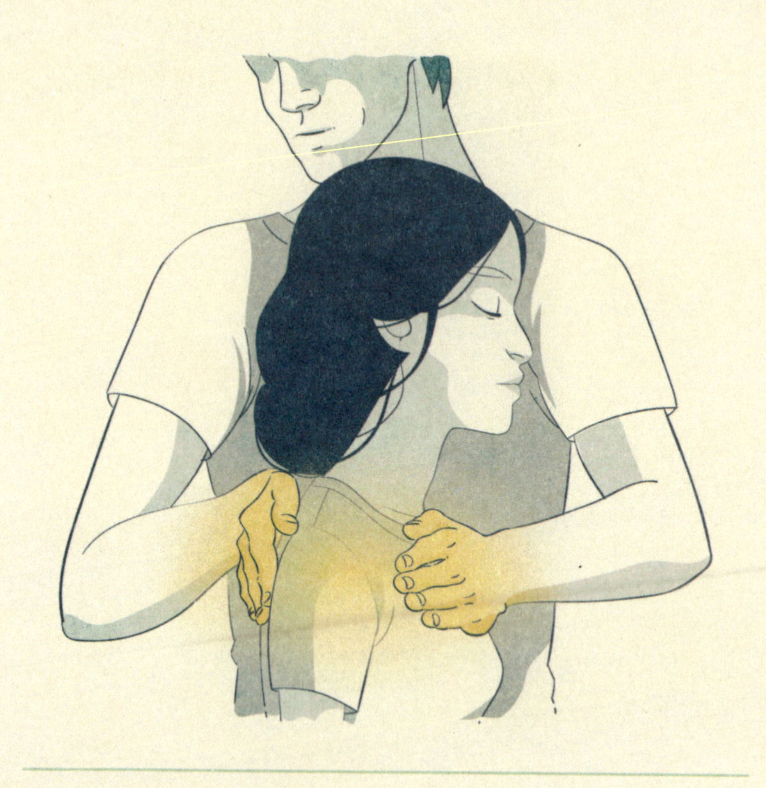

Chacra Cardíaco

Fique de pé ao lado do seu cliente e encoste a base da sua mão que está na frente do corpo dele no centro do esterno, com as pontas dos dedos inclinadas para cima e encostadas em cima do peito. Deixe sua mão em concha em cima da coluna, na altura do coração, com as pontas dos dedos e a base da sua mão apoiadas em cada lado da coluna.

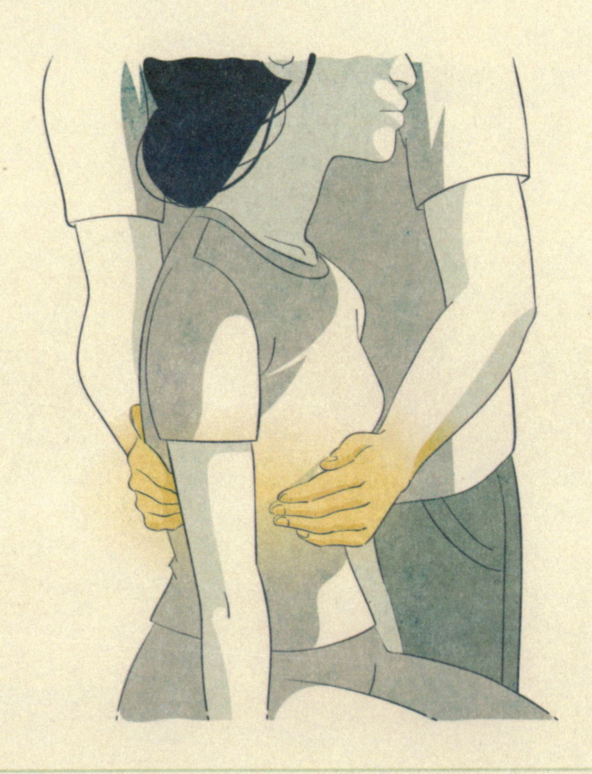

Chacra do Plexo solar

Fique de pé ao lado do seu cliente e deixe a mão em concha por cima da base do esterno, com as pontas dos dedos e a base da sua mão apoiadas em cada lado do esterno. Coloque sua mão de trás em concha na coluna, na mesma altura, com as pontas dos dedos e a base da mão apoiadas em cada lado da coluna.

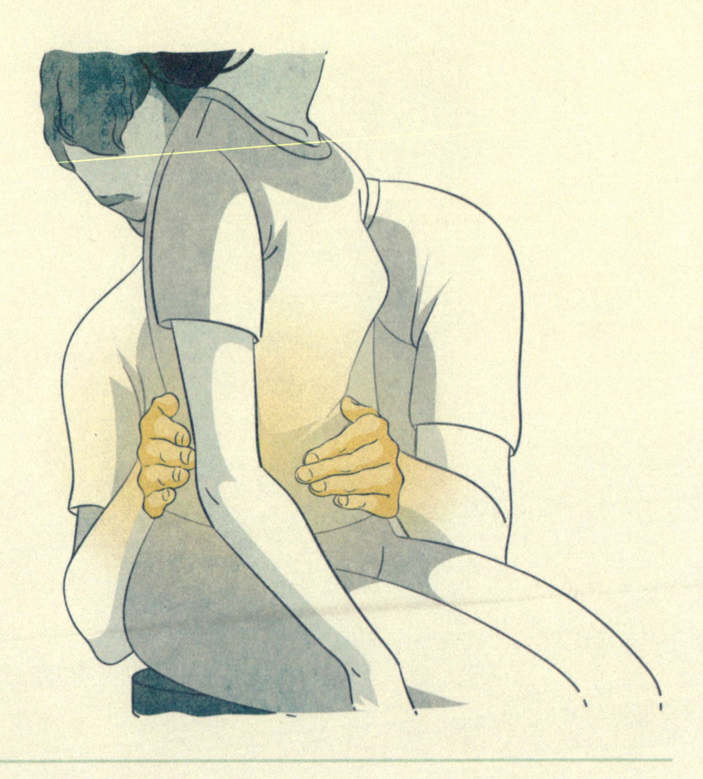

Chacra Umbilical

Fique de pé ao lado do seu cliente e deixe a mão em concha na frente da linha média abdominal dele. Deixe a outra mão na coluna, na mesma altura nas costas, à distância de uma mão abaixo do umbigo, no nível do Hara.

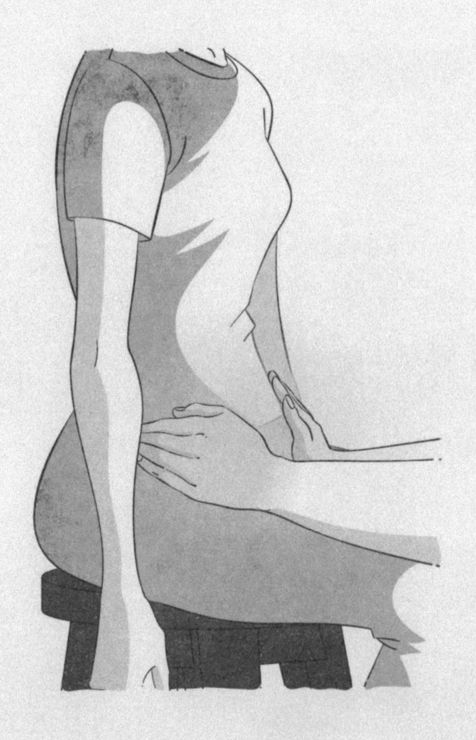

Chacra Raiz

Fique de pé ou ajoelhado na frente do seu cliente. Coloque uma mão em cada perna, nas dobras entre as coxas e os quadris.

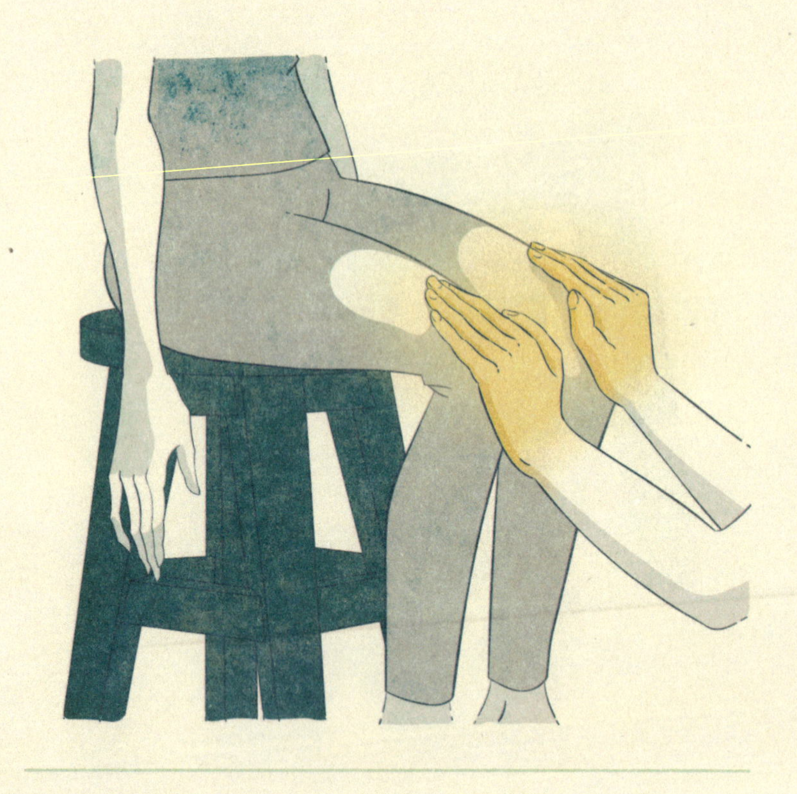

Joelhos

Ajoelhe-se ou se sente na frente do seu cliente e coloque as mãos em concha por cima de cada joelho.

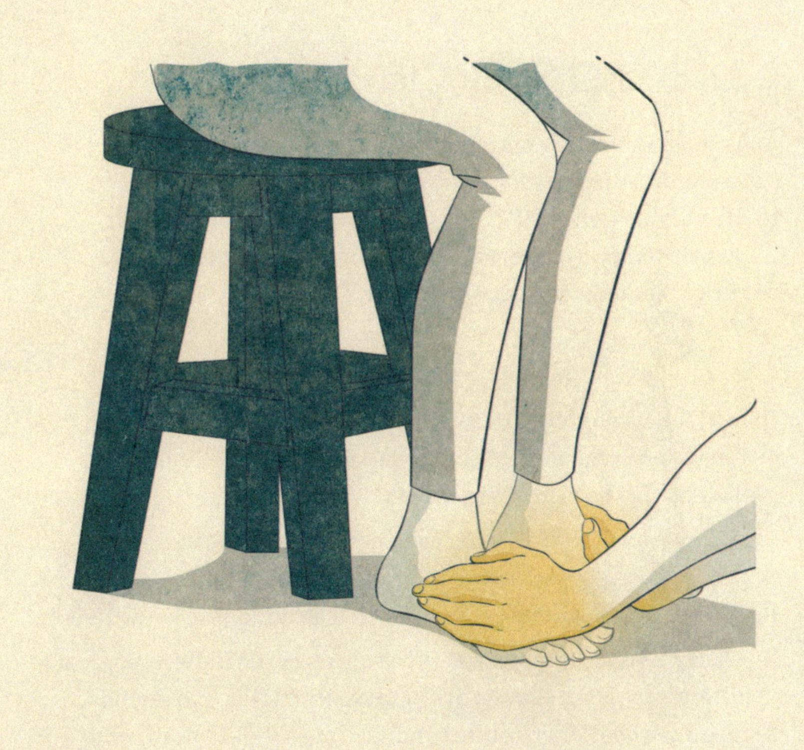

Pés

Ajoelhe-se ou se sente na frente do seu cliente e coloque as mãos em concha por cima do peito de cada pé.

Cura a distância

Após ser sintonizado com o Reiki de *nível 2*, você pode enviar a cura Reiki a distância usando o sanduíche de Reiki (CKR + SHK + CKR + HSZSN + CKR) para canalizar a energia Reiki pelo tempo e pelo espaço. Existem várias técnicas de cura a distância que você pode usar.

TÉCNICA DO SUBSTITUTO

Com a técnica do substituto, você pode usar um bicho de pelúcia ou uma boneca como substituto para o seu cliente de Reiki. Para realizá-la, siga os seguintes passos:

1. Marque um horário com o seu cliente. No horário marcado, peça que seu cliente se sente confortavelmente em silêncio por um período de 30 a 60 minutos (ou pela duração da sua sessão de Reiki);
2. Cerca de cinco minutos antes da sua sessão de Reiki, prepare-se, medite, sente-se em Gassho e peça que o Reiki flua. Em seguida, segure o seu objeto substituto e indique que o Reiki é destinado ao seu cliente (diga o nome do seu cliente em voz alta ou em silêncio e tente visualizá-lo), e o objeto servirá de substituto;
3. Desenhe o sanduíche de Reiki nas suas duas mãos, entoando o nome de cada símbolo três vezes;
4. Realize uma sessão de Reiki de imposição das mãos usando o substituto, assim como você faria se o seu cliente estivesse com você. Ao usar uma boneca, as posições das mãos ficam muito mais próximas. Se suas mãos cobrirem mais do que uma das posições tradicionais, você não precisa fazer ambas. Basta partir para a próxima posição depois de três a cinco minutos;
5. Após terminar, agradeça ao Reiki e ao seu cliente, e passe suas mãos debaixo de água fria para interromper a conexão energética entre vocês dois.

TÉCNICA DA MINIATURA

Nesta técnica, você pode usar um pequeno objeto no lugar do seu cliente. Eu gosto de usar um cristal, uma fotografia, ou um pedaço de papel com o nome do cliente escrito. Assim, o Reiki é canalizado para todo o ser do seu cliente de uma vez só, então é mais rápido do que a técnica do substituto.

1. Marque uma data e um horário com o seu cliente, e peça a ele que fique sentado em silêncio por cerca de 20 minutos no horário estabelecido;
2. Cerca de cinco minutos antes do horário estabelecido, comece a se preparar com meditação Gassho;
3. Desenhe o sanduíche de Reiki nas suas mãos, lembrando-se de dizer o nome de cada símbolo três vezes enquanto o desenha para ativá-lo;
4. Afirme sua intenção de que o papel, a imagem ou o que quer que você esteja usando sirva de substituto para o seu cliente;
5. Quando sentir que o Reiki começa a fluir, segure a miniatura nas suas mãos e canalize o Reiki para ela por um período de cinco a dez minutos, ou até você sentir que a sessão se completou;
6. Agradeça ao Reiki e ao seu cliente, e coloque as mãos embaixo de água fria para interromper a conexão energética entre vocês dois.

Cura de crianças

Trabalhar com crianças é parecido com trabalhar com adultos. Todas as técnicas de posições das mãos são as mesmas. No entanto, é importante que um dos pais sempre esteja presente quando você canaliza o Reiki para uma criança. Também é recomendável encurtar as sessões com crianças. Se a criança ou o responsável não se sentir à vontade com a cura com imposição das mãos, use a técnica em que suas mãos ficam acima do seu cliente, a alguns centímetros de distância.

ÉTICA DA CURA A DISTÂNCIA

Existem algumas questões éticas associadas à cura a distância que são importantes:

- Jamais canalize o Reiki para uma pessoa a distância sem a permissão dela;
- Se é uma emergência, e não é possível obter essa permissão, você pode canalizar o Reiki para essa pessoa, mas estabeleça a intenção de que, se ela não quiser receber o Reiki, ele vá até onde for mais necessário, a fim de servir ao bem maior;
- Ao marcar uma data e um horário com alguém para aplicar Reiki, faça o que você disse que ia fazer. Nunca é aceitável dizer a uma pessoa que você vai enviar Reiki para ela e depois não fazer isso;
- Ao enviar o Reiki pelo tempo ou pelo espaço para algum acontecimento, como um desastre natural, estabeleça sua intenção de que ele vá até onde for mais necessário, a fim de servir ao bem maior.

- Com crianças muito novas, as melhores opções são as técnicas de cura a distância ou as sessões bem curtas. As crianças têm corpos pequenos, e o Reiki não tem tanta distância para percorrer, então, se você deseja fazer uma sessão de imposição das mãos, talvez seja melhor escolher uma sessão intuitiva curta no lugar de uma sessão completa com as 12 posições das mãos — use apenas três ou quatro delas, com duração de dois ou três minutos cada. Se a criança se sentir desconfortável, pare e tente novamente em um outro momento;

- Sempre se certifique de que você tem o consentimento de um dos pais ou do responsável antes de trabalhar com uma criança, quer seja pessoalmente ou a distância. E, para a criança, você precisa dos mesmos formulários e documentos que um adulto;
- Ao trabalhar com crianças, sempre tome o cuidado de evitar tocar nas partes íntimas (qualquer parte que seja coberta por roupa de banho). Nessas áreas, mantenha suas mãos a uma distância de cinco a oito centímetros acima do corpo da criança em vez de tocar a área diretamente;
- Preste atenção nos sinais da criança com quem você está trabalhando. Se ela começar a se mexer, ela pode estar desconfortável ou achando que já basta. Pergunte se ela quer que você pare, e siga a instrução da criança para que ela não se canse demais. O objetivo é enviar pequenas quantidades de Reiki para a criança, e que ela ache a experiência agradável, pois assim ela continuará buscando isso quando for mais velha. Obrigar a criança a ficar deitada durante uma sessão de 60 minutos provavelmente é um exagero, então sempre considere o limiar de atenção das crianças quando for trabalhar com elas;
- Outra técnica que você pode usar com crianças é pedir que o pai ou a mãe forme uma das posições das mãos diretamente acima da criança, e então você coloca suas mãos por cima das mãos do pai ou da mãe e canaliza por eles. Para crianças tímidas, essa opção pode ser melhor;
- Você também pode usar técnicas de Reiki a distância para enviar Reiki para uma criança a alguns metros de distância, caso o toque lhe pareça inadequado naquela situação. A cura a distância também pode ser adequada para crianças que não parecem se sentir à vontade com a cura pela imposição das mãos.

Cura de animais de estimação

Tenho quatro cachorros pequenos e um gato, e todos eles reagem diferentemente ao Reiki. Meu fox terrier de 14 anos, Spike, gosta de Reiki e fica deitado para recebê-lo. Suspeito que deva ser por causa da sensação boa de calor nos seus ossos velhos. Já meus cachorros Mickey e Sofie normalmente não querem saber de Reiki ou o toleram apenas por um breve período. Eles até ficam parados por um ou dois minutos para receber o Reiki das minhas mãos, mas depois se afastam e vão fazer as coisas deles. Meu gato às vezes aceita o Reiki e às vezes o rejeita, então de vez em quando tentamos fazer algumas sessões curtas. Já minha griffon de Bruxelas de dois quilos, chamada Monkey, sempre quer participar de todas as sessões de Reiki que vê. Ela sempre tenta ficar embaixo das minhas mãos, especialmente quando me vê aplicar Reiki em um dos outros cachorros ou no meu marido, quando ela está no mesmo cômodo. Ela ama Reiki e parece nunca se cansar dele.

Não demorei para reconhecer como cada um dos meus animais de estimação se comporta com o Reiki com base na reação deles, e trabalho de acordo com o que eles indicam que vão tolerar. Todos eles têm menos de oito quilos, então são bem leves e têm corpos pequenos. Quando aplico Reiki neles, é por um breve período de, no máximo, cinco a dez minutos, como parte de uma sessão de carinhos ou aconchegos. A exceção é Monkey. Quando ela está no meu colo e minhas mãos não estão fazendo nada, eu aplico Reiki nela. Às vezes, mesmo quando minhas mãos estão fazendo alguma coisa, ela tenta ir para debaixo delas, exigindo Reiki.

Preste atenção nos sinais que seu animal de estimação lhe dá. Comece canalizando Reiki por um ou dois minutos enquanto estiver aconchegado com ele e observe sua reação. Você a perceberá muito rapidamente e poderá adaptar sua estratégia com base nisso. Tipicamente, suas sessões com seus animais de estimação serão bem mais curtas e intuitivas. Pela minha experiência, todos eles meio que se mexem até que minhas mãos se direcionem para onde eles acham que o Reiki é mais necessário. Deixo-os guiar a sessão em vez de insistir em alguma formalidade. No caso de animais de estimação maiores, como cavalos ou cachorros grandes, é recomendável fazer uma versão aproximada das posições das mãos para humanos, tomando o cuidado de garantir sua própria segurança enquanto você trabalha com eles. Se em algum momento eles parecerem desconfortáveis, pare.

Para animais de estimação que não gostam de muito contato — ou em que você provavelmente não deve encostar, como peixes —, você também pode usar o Reiki a distância. Você pode usar um substituto ou a técnica da miniatura, e canalizar o Reiki por cerca de cinco minutos.

Também aplico Reiki nos meus animais de estimação quando estou fora de casa. Uso o método do Reiki a distância (normalmente a técnica da miniatura ou a caixa de Reiki) e canalizo o Reiki para cada um deles em vários momentos do dia. Acho que isso os ajuda a ficarem mais calmos e mais ligados a mim quando passo muito tempo longe de casa. Mesmo que eu só possa fazer isso por um ou dois minutos de cada vez, é algo que me ajuda a ficar conectada com eles, especialmente com Monkey, que costuma ter ansiedade de separação quando estou longe.

Quando estiver trabalhando com seus animais de estimação, use sua intuição e deixe que eles o orientem. As ações deles indicarão do que eles precisam e a que eles reagem melhor. Comece com sessões curtas e tente aumentar a duração à medida que o animal parecer mais disposto, mas não force nada.

Cura de plantas

Na minha casa, existe o boato de que sou uma assassina de plantas. Ou que eu era. Nunca fui muito boa com plantas, e demorei muitos anos para perceber que conseguia matar até mesmo as plantas mais resistentes, independentemente do quanto eu me esforçasse para mantê-las vivas. Porém, alguns anos depois de começar o Reiki, criei coragem de tentar criar plantas de novo. Elas ainda não morreram.

Você pode usar o Reiki nas suas plantas. Eu faço isso, e parece estar corrigindo as deficiências que eu tinha na minha capacidade de cuidar delas e mantê-las vivas. A seguir, apresento alguns métodos que você pode usar com plantas:

- Coloque suas mãos ao redor do recipiente que contém a planta e canalize o Reiki para as raízes por cerca de cinco minutos, uma ou duas vezes por semana (ou quando sua intuição o guiar para fazer isso);
- Canalize a energia Reiki para o alimento e a água que você dá para as plantas. Esse é o meu método principal. Seguro o regador com água e canalizo o Reiki por cerca de cinco minutos, e depois rego as plantas. Até agora, tudo tem corrido bem;
- Canalize o Reiki para as sementes antes de plantá-las;
- Canalize o Reiki para o solo antes de espalhar sementes ou transplantar plantas.

Cura de alimentos

Também acredito bastante na canalização de Reiki para alimentos e bebidas. Existem muitos alimentos e bebidas na nossa dieta que não beneficiam a nossa saúde, e acredito que aplicar Reiki no alimento antes de comê-lo nos ajuda a estabelecer a intenção de que o alimento e a bebida nos nutram o quanto for necessário. Para aplicá-lo em alimentos e bebidas, tente um dos métodos a seguir:

- Posicione suas mãos a uma distância de três a cinco centímetros acima do seu prato de comida e canalize o Reiki por um ou dois minutos;
- Segure o alimento nas suas mãos (como uma maçã ou pera) e aplique Reiki nele;
- Canalize o Reiki para a água que você usa para regar as verduras ou frutas que você cultiva;
- Segure uma bebida dentro de um copo e canalize o Reiki para ela durante dois minutos;
- Se você é um praticante de *nível 2*, desenhe o símbolo CKR por cima do alimento ou bebida antes do consumo;
- Se você é um *mestre*, desenhe o símbolo DKM por cima do alimento ou bebida antes do consumo.

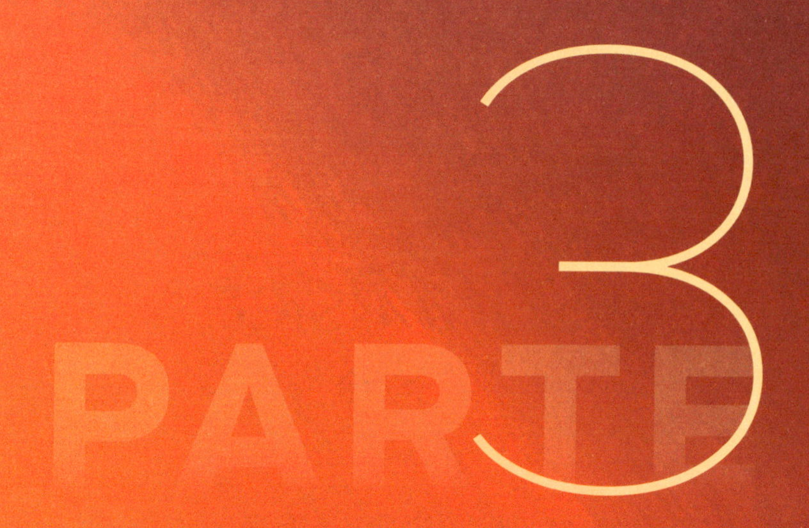

Cura de mais de 100 problemas de saúde

6 Cura física

O Reiki é uma energia inteligente: ele vai para onde é necessário, independentemente do lugar onde você coloca as mãos. Da mesma maneira, ao usar as posições das mãos, você direciona o Reiki pelo corpo de uma maneira uniforme. No entanto, em alguns casos, seus clientes o procurarão com algum diagnóstico específico de um médico ou com algum problema de saúde que eles têm. Quando isso acontece, você também pode enviar a energia como um tratamento que complementa aquele prescrito pelo médico. O uso de tratamentos direcionados pode poupar tempo durante uma sessão de Reiki e permite que você se concentre mais em problemas específicos.

Coisas a se considerar antes de realizar um tratamento direcionado

Apesar de o seu tratamento de Reiki poder complementar o tratamento de um clínico geral, é importante considerar os seguintes fatores antes de usar o Reiki para trabalhar com uma condição de saúde específica:

- A não ser que você seja médico ou tenha alguma outra formação ou graduação que o permita diagnosticar pacientes (como quiroprata, naturopata ou enfermeiro especializado), você jamais deve diagnosticar clientes. Você é proibido de fazer isso por lei e por motivos éticos;
- Os tratamentos listados neste capítulo não têm o objetivo de diagnosticar nenhuma condição, nem são sugeridos como substitutos para o tratamento principal prescrito por profissionais licenciados. Eles são um tratamento complementar, e devem ser apresentados ao seu cliente dessa maneira. Jamais diga ao seu cliente que ele deve interromper a terapia prescrita pelo profissional de saúde;
- A não ser que você tenha outros certificados (como de massagista licenciado, nutricionista licenciado etc.), limite o seu tratamento ao Reiki e a outras modalidades de energia (como cristais). Não prescreva dietas, medicamentos fitoterápicos ou outras modalidades de tratamento, a não ser que você seja licenciado para isso;
- Muitas instituições de saúde, como hospitais e casas de repouso, podem proibir modalidades diferentes daquelas oferecidas pelas pessoas empregadas ou contratadas pela instituição. Portanto, antes de oferecer Reiki em uma instituição médica de qualquer tipo, confira com a administração se o seu tratamento de imposição das mãos é permitido no local;

- Jamais contrarie o diagnóstico ou a recomendação de tratamento de profissionais licenciados do setor de saúde;
- Se possível, quando for tratar um cliente devido a condições de saúde específicas, tente obter o encaminhamento de um médico;
- É importante informar seus clientes de que você não pode garantir nenhum resultado, e de que a cura pelo Reiki ocorre para o bem maior deles. É importante que tanto você quanto seu cliente não tenham expectativas ou exigências em relação à maneira como a energia Reiki pode provocar a cura.

Canalização do Reiki para partes específicas do corpo

Levando em conta as orientações anteriores, se o cliente está reclamando de problemas em uma parte específica do corpo, além de recomendar que ele busque avaliação médica, diagnóstico e tratamento com o profissional de saúde adequado, você pode tentar certas técnicas do Reiki para ajudar a melhorar o fluxo de energia na área afetada. Para todas as posições das mãos (ver capítulo 5), exceto a limpeza da aura, mantenha a posição por um período de três a cinco minutos. Comece e termine cada sequência limpando a aura do seu cliente.

Canalização do Reiki para problemas de saúde específicos

Se seu cliente foi diagnosticado com um problema de saúde específico por um profissional médico, use os tratamentos a seguir para suplementar a abordagem médica. Jamais diagnostique esses problemas por conta própria, jamais sugira que o diagnóstico do médico está incorreto, e jamais sugira que o seu cliente interrompa o tratamento médico ou busque apenas terapias alternativas. Seu papel no tratamento desses problemas de saúde é oferecer o Reiki como um complemento para o tratamento médico adequado.

Abdome

Chacra: umbilical

Problemas abdominais podem variar de algo simples, como uma dor de estômago ou um músculo abdominal distendido, a um problema de saúde mais complexo.

- As posições das mãos do Hara, do Umbigo e da Lombar (com o cliente deitado de barriga para baixo) equilibram o chacra umbilical.

SEQUÊNCIA

1. *Toque:* Hara
2. *Toque:* Umbigo
3. *Toque:* Lombar (com o cliente deitado de barriga para baixo)

OUTRAS TÉCNICAS

Coloque um cristal de cornalina no Hara do seu cliente.

Alergias

Chacra: cardíaco

As alergias são uma reação do sistema imunológico a certas substâncias em alimentos ou em partículas transportadas pelo ar.

Elas têm níveis variados de gravidade e podem ser associadas às glândulas adrenais. Elas podem afetar os pulmões, a garganta e os seios nasais.

- As posições das mãos dos Olhos e dos Ouvidos equilibram os seios nasais, as tubas auditivas e as glândulas linfáticas.
- A posição da mão da Garganta equilibra a garganta.
- A posição da mão do Coração equilibra os pulmões e o chacra cardíaco.
- A posição da mão do Plexo solar equilibra as glândulas adrenais.
- A posição das mãos das Adrenais equilibra as glândulas adrenais.

SEQUÊNCIA

1. *Toque:* Olhos
2. *Leve batida:* leve batida com dois dedos ao longo dos seios nasais, no sentido anti-horário
3. *Toque:* Ouvidos
4. *Pressão suave:* mova as palmas das mãos desde a parte de trás das orelhas, descendo pela lateral do pescoço até os ombros
5. *Toque:* Garganta
6. *Toque:* Coração
7. *Toque:* Plexo solar
8. *Toque:* Adrenais

OUTRAS TÉCNICAS

Após o segundo passo dessa sequência, coloque pequenos cristais de fluorita arco-íris ao longo da parte inferior dos seios nasais.

Anemia

Chacras: coroa, frontal e cardíaco

Muitas coisas causam anemia, incluindo hemorragias, estilo de vida e fatores congênitos. É principalmente um problema circulatório (chacra cardíaco), mas, se há sangramentos, também é um problema do chacra frontal. A medula óssea produz o sangue, então, equilibrar o chacra da coroa (que sustenta o sistema esquelético) pode ajudar.

- As posições das mãos dos Olhos e dos Ouvidos equilibram os chacras da coroa e frontal.
- A posição das mãos do Coração equilibra o sistema circulatório e o chacra cardíaco.
- A posição das mãos do Plexo solar equilibra as glândulas adrenais.

SEQUÊNCIA

1. *Toque:* Olhos
2. *Toque:* Ouvidos
3. *Toque:* Coração
4. *Toque:* Plexo solar

OUTRAS TÉCNICAS

Jaspe-sanguíneo e hematita ajudam a aumentar o volume sanguíneo. Coloque um cristal de um deles embaixo da mesa de tratamento.

Artrite

Chacra: umbilical

Trabalhe com a artrite de duas maneiras: canalize a energia Reiki para o chacra umbilical, que está relacionado à artrite, e depois trabalhe nas áreas afetadas.

- As posições das mãos do Umbigo e do Hara equilibram o chacra umbilical.

SEQUÊNCIA

1. *Toque:* Umbigo
2. *Toque:* Hara
3. *Toque:* quaisquer áreas em que haja dor, rigidez e inflamação (mantenha as posições das mãos por cima das áreas doloridas, com o toque leve)

OUTRAS TÉCNICAS

O âmbar báltico combate inflamações. Recomende que seu cliente o use nas áreas de dor e inflamação ou perto delas.

Asma

Chacra: cardíaco

A asma origina-se no chacra cardíaco e afeta os seios nasais, a garganta e os ouvidos. Caso seu cliente tenha um ataque de asma, o que pode representar um risco de morte, ele precisa buscar atendimento médico de emergência antes de buscar a assistência da cura energética.

- As posições das mãos dos Olhos e dos Ouvidos beneficiam os seios nasais.
- A posição das mãos da Garganta beneficia a garganta.
- As posições das mãos do Coração e do Meio das Costas (com o cliente deitado de barriga para baixo) equilibram o chacra cardíaco.
- A posição das mãos das Adrenais ajuda as glândulas adrenais, que são afetadas pelos medicamentos de asma.

SEQUÊNCIA

1. *Toque:* Olhos
2. *Leve batida:* leve batida com dois dedos ao redor dos seios nasais, no sentido anti-horário
3. *Toque:* Ouvidos
4. *Pressão suave:* mova as palmas das mãos a partir da parte de trás das orelhas, descendo pela lateral do pescoço até os ombros
5. *Toque:* Garganta
6. *Toque:* Coração
7. *Toque:* Adrenais
8. *Toque:* Meio das Costas (com o cliente deitado de barriga para baixo)

OUTRAS TÉCNICAS

Peça ao seu cliente que se deite de costas, de olhos fechados, respire profundamente e visualize uma luz de cura verde entrando pelo seu nariz, passando pelas suas fossas nasais até chegar aos pulmões, e se expandindo até preencher todas as partes dos pulmões. Quando o cliente expira, ele visualiza que está expirando completamente quaisquer toxinas. Ele pode fazer isso em casa e durante o tratamento, pelo tempo que quiser.

Bronquite

Chacras: cardíaco e laríngeo

A bronquite é uma inflamação nos tubos dos brônquios que causa espasmos nos brônquios e tosse. Ela pode acontecer após uma gripe ou resfriado, ou pode ser crônica. Para trabalhar com o cliente com bronquite, é recomendável tratar do chacra cardíaco, dos seios nasais e da garganta.

- As posições das mãos dos Olhos e dos Ouvidos equilibram os seios nasais e as tubas auditivas.
- A posição das mãos da Garganta equilibra o chacra laríngeo.

- As posições das mãos do Coração e do Meio das Costas (com o cliente deitado de barriga para baixo) equilibra os pulmões e o chacra cardíaco.
- A posição das mãos das Costelas alivia a dor nas costelas causada pela tosse.

SEQUÊNCIA

1. *Toque:* Olhos
2. *Toque:* Ouvidos
3. *Toque:* Garganta
4. *Toque:* Coração
5. *Pressão suave:* faça círculos com as palmas das mãos, no sentido anti-horário, na parte superior do tronco
6. *Toque:* Costelas (palmas encostando levemente nas costelas, abaixo do peito, com os dedos estendidos na direção do esterno)
7. *Pressão suave:* com o cliente deitado de barriga para baixo, faça círculos com as palmas das mãos, no sentido anti-horário, ao longo das escápulas dos dois lados da coluna
8. *Toque:* Meio das Costas (com o cliente deitado de barriga para baixo)

OUTRAS TÉCNICAS

Recomende que seu cliente use um colar ou pulseira de âmbar báltico para ajudar a combater a inflamação nos pulmões.

Cabeça

Chacras: coroa, frontal e laríngeo

Os problemas da cabeça em geral, como confusão mental, dores de cabeça ou congestão, são comuns e estão relacionados aos chacras da coroa e frontal. Problemas no pescoço (chacra laríngeo) também podem contribuir para eles.

- As posições das mãos dos Olhos, dos Ouvidos e da Parte de trás da Cabeça equilibram os chacras da coroa e frontal.
- A posição das mãos da Garganta equilibra o chacra laríngeo.

SEQUÊNCIA

1. *Toque:* Olhos
2. *Toque:* Ouvidos
3. *Movimento:* mova as mãos suavemente pela mandíbula, indo das orelhas até o queixo
4. *Toque:* Parte de trás da Cabeça
5. *Toque:* Garganta

OUTRAS TÉCNICAS

Coloque óleo essencial de toranja [*grapefruit*] no difusor durante a sessão.

Cefaleia e Enxaqueca

Chacras: coroa e frontal

As cefaleias originam-se nos chacras frontal e da coroa. No entanto, as cefaleias tensionais podem ser causadas por tensão no pescoço ou nos maxilares (chacra laríngeo), enquanto as enxaquecas podem estar relacionadas à circulação (chacra cardíaco). Outro problema são as dores de cabeça causadas por sinusite.

- As posições das mãos dos Olhos, dos Ouvidos e da Parte de trás da Cabeça equilibram os chacras da coroa e frontal.
- A posição das mãos da Garganta equilibra o chacra laríngeo.
- A posição das mãos do Coração equilibra o chacra cardíaco.

SEQUÊNCIA

1. *Toque:* Olhos
2. *Toque:* Ouvidos

3. *Toque:* Parte de trás da Cabeça
4. *Toque:* Garganta
5. *Toque:* Coração

OUTRAS TÉCNICAS

Coloque um cristal de ametista na mesa de tratamento, perto da cabeça do seu cliente.

Circulação

Chacra: cardíaco

Os problemas de circulação estão relacionados ao chacra cardíaco, mas também podem estar relacionados à área específica em que a circulação é problemática. Como alguns problemas circulatórios podem representar risco de morte, é fundamental que seu cliente busque atenção médica antes de recorrer à cura energética.

- A posição das mãos do Coração equilibra o chacra cardíaco e ajuda a circulação.
- Tocar na área em que a circulação é problemática estimula a circulação nela.

SEQUÊNCIA

1. *Toque:* Coração
2. *Pressão suave:* para problemas de circulação nas extremidades, faça movimentos longos e suaves com as palmas das mãos nas extremidades afetadas
3. *Toque:* qualquer área em que a circulação é problemática

OUTRAS TÉCNICAS

Na palma da sua mão, coloque uma gota de óleo essencial de gengibre em uma colher de sopa de óleo de amêndoas doces. Aqueça-o nas suas mãos e as mova suavemente pelas áreas de circulação comprometida.

Congestão e Dor nos Seios Nasais

Chacras: frontal e laríngeo

A dor e a congestão nos seios nasais têm a ver com desequilíbrios no chacra frontal, e também podem afetar a garganta e os pulmões.

- As posições das mãos dos Olhos, dos Ouvidos e da Parte de trás da Cabeça equilibram o chacra frontal.
- A posição das mãos da Garganta beneficia a garganta e equilibra o chacra laríngeo.
- A posição das mãos do Coração beneficia os pulmões.

SEQUÊNCIA

1. *Toque:* Olhos
2. *Toque:* Ouvidos
3. *Toque:* Parte de trás da Cabeça
4. *Toque:* Garganta
5. *Toque:* Coração

OUTRAS TÉCNICAS

Faça soar um diapasão, uma tigela tibetana, ou um sino afinado com a nota Lá ou Lá sustenido antes ou depois do tratamento.

Toda vez que seu cliente sentir pressão nos seios nasais, ele pode usar a seguinte técnica por um ou dois minutos: para "balançar" os seios nasais, o cliente deve colocar o polegar no dorso nasal, entre os olhos, encostar a língua no céu da boca, atrás dos dentes, e fazer uma firme pressão com o polegar e a língua, alternadamente. É um truque de acupressão que realmente ajuda a limpar os seios nasais.

Coração

Chacra: cardíaco

Jamais ignore problemas cardíacos ou os trate sem pensar bem. Antes de trabalhar com alguém que reclama dessa questão, é fundamental que ele busque o tratamento médico adequado. Você só deve oferecer seu tratamento após o cliente ter recebido avaliação e tratamento de um médico. Jamais aplique Reiki em alguém que usa marca-passo, pois a energia Reiki pode interferir no aparelho.

- A posição das mãos do Coração equilibra o chacra cardíaco.
- A posição das mãos do Plexo solar equilibra o chacra do plexo solar.
- A posição das mãos da Garganta equilibra o chacra laríngeo.

SEQUÊNCIA

1. *Toque:* Coração
2. *Toque:* Plexo solar
3. *Toque:* Garganta
4. *Toque:* Coração

OUTRAS TÉCNICAS

Coloque um cristal de quartzo-rosa embaixo da mesa de tratamento, na altura do coração.

Costelas

Chacras: cardíaco, coroa, raiz e frontal

Problemas nas costelas têm a ver com o chacra cardíaco, mas também podem estar relacionados a problemas musculoesqueléticos (chacra da coroa), na coluna (chacra frontal), ou de postura (chacra raiz).

- As posições das mãos dos Olhos, dos Ouvidos e da Parte de trás da Cabeça equilibram os chacras da coroa e frontal.
- As posições das mãos do Coração e do Meio das Costas (com o cliente deitado de barriga para baixo) equilibram a caixa torácica e o chacra cardíaco.
- A posição das mãos da Virilha equilibra o chacra raiz.

SEQUÊNCIA

1. *Toque:* Olhos
2. *Toque:* Ouvidos
3. *Toque:* Parte de trás da Cabeça
4. *Toque:* Coração
5. *Toque:* Virilha
6. *Toque:* Meio das Costas (com o cliente deitado de barriga para baixo)

OUTRAS TÉCNICAS

Peça ao seu cliente que pratique a respiração abdominal. Após se deitar de costas e de olhos fechados, seu cliente deve respirar profundamente pelo abdome, sentindo-o se alargar e visualizando a caixa torácica se expandindo a cada inspiração. Seu cliente deve prender a respiração por três segundos antes de expirar completamente. Ele pode fazer isso em casa por um período de 5 a 10 minutos ou por quanto tempo quiser.

Cotovelos

Chacras: cardíaco, laríngeo e coroa

Problemas nos cotovelos podem resultar de uso excessivo, de problemas sistêmicos, como artrite, ou de problemas energéticos no chacra relacionado (chacra cardíaco). Problemas no pescoço (chacra laríngeo) também podem causar dores no cotovelo, ou a dor pode ser esquelética (chacra da coroa).

- As posições das mãos dos Olhos e da Parte de trás da Cabeça equilibram o chacra da coroa.
- A posição das mãos da Garganta equilibra o chacra laríngeo.
- A posição das mãos do Coração equilibra o chacra cardíaco.
- A posição das mãos dos Cotovelos trabalha em ambos os cotovelos para equilibrar a energia.

SEQUÊNCIA

1. *Toque:* Olhos
2. *Toque:* Parte de trás da Cabeça
3. *Toque:* Garganta
4. *Toque:* Coração
5. *Pressão suave:* mova as palmas das mãos desde os ombros até os cotovelos, pelas laterais dos braços
6. *Toque:* Cotovelos (mãos em concha em cada lado do cotovelo)
7. *Pressão suave:* mova as palmas das mãos desde os cotovelos até os pulsos, pelos antebraços

OUTRAS TÉCNICAS

Na palma da sua mão, acrescente uma gota de óleo essencial de olíbano em uma colher de chá de óleo de amêndoas doces. Massageie o óleo nas suas palmas e o use enquanto as leva dos cotovelos até os pulsos.

Diabetes

Chacras: plexo solar e raiz

Diabetes é um distúrbio pancreático (chacra do plexo solar) e hormonal. A diabetes tipo 1 é uma condição autoimune (chacra raiz), e a diabetes tipo 2 é um distúrbio metabólico. Até hoje, as pesquisas não conseguiram classificar completamente a diabetes tipo 2 como um problema autoimune, mas não faz mal tratá-la energeticamente como se fosse isso.

- As posições das mãos do Plexo solar e do Meio das Costas (com o cliente deitado de barriga para baixo) equilibram o chacra do plexo solar e o pâncreas, além de beneficiar o metabolismo.
- A posição das mãos da Virilha equilibra o chacra raiz.

SEQUÊNCIA

1. *Toque:* Plexo solar
2. *Toque:* Virilha
3. *Toque:* Meio das Costas (com o cliente deitado de barriga para baixo)

OUTRAS TÉCNICAS

Coloque um cristal de citrino embaixo da mesa de tratamento.

Diarreia

Chacra: raiz

A diarreia é causada pelo excesso de energia relacionado ao chacra raiz e aos intestinos. Recomende uma avaliação médica se o seu cliente estiver com diarreia há mais de alguns dias, se ele fizer parte da população de risco (como pessoas muito jovens, idosas ou imunocomprometidas) ou se ele demonstrar sinais de desidratação. Assim como a prisão de ventre, a diarreia pode se originar em uma parte mais alta da coluna.

- A posição das mãos da Garganta equilibra o pescoço.
- A posição das mãos do Coração equilibra a parte superior das costas.

- A posição das mãos do Plexo solar equilibra o meio das costas.
- As posições das mãos do Hara e da Lombar (com o cliente deitado de barriga para baixo) equilibram os intestinos.
- As posições das mãos da Virilha e do Topo das Pernas (com o cliente deitado de barriga para baixo) equilibram o chacra raiz.

SEQUÊNCIA

1. *Toque:* Garganta
2. *Toque:* Coração
3. *Toque:* Plexo solar
4. *Toque:* Hara
5. *Toque:* Virilha
6. *Toque:* Lombar (com o cliente deitado de barriga para baixo)
7. *Toque:* Topo das Pernas (com o cliente deitado de barriga para baixo)

OUTRAS TÉCNICAS

Coloque um cristal de hematita na mesa de tratamento entre as pernas do seu cliente.

Distúrbios alimentares

Chacras: plexo solar e raiz

Os distúrbios alimentares têm base física e mental. Eles estão associados ao chacra do plexo solar, mas os aspectos de vício desses problemas costumam se originar no chacra raiz. Se o seu cliente estiver lidando com um distúrbio alimentar, recomende que ele busque atendimento médico e psiquiátrico.

- A posição das mãos da Garganta ajuda problemas nos dentes e na garganta associados a distúrbios alimentares.

- As posições das mãos do Plexo solar e do Meio das Costas (com o cliente deitado de barriga para baixo) equilibram as adrenais e o chacra do plexo solar.
- A posição das mãos das Adrenais equilibra as glândulas adrenais.
- As posições das mãos da Virilha, da Lombar (com o cliente deitado de barriga para baixo) e do Topo das Pernas (com o cliente deitado de barriga para baixo) equilibram o chacra raiz.

SEQUÊNCIA

1. *Toque:* Garganta
2. *Toque:* Plexo solar
3. *Toque:* Adrenais
4. *Toque:* Virilha
5. *Toque:* Meio das Costas (com o cliente deitado de barriga para baixo)
6. *Toque:* Lombar (com o cliente deitado de barriga para baixo)
7. *Toque:* Topo das Pernas (com o cliente deitado de barriga para baixo)

OUTRAS TÉCNICAS

Recomende que seu cliente repita diariamente afirmações como: "Eu estou forte e com a saúde ideal, e escolho alimentos nutritivos que aumentam o meu bem-estar.".

Distúrbios na Tireoide

Chacra: laríngeo

A tireoide é uma glândula com formato de borboleta que se encontra na frente da garganta e controla o metabolismo. Os distúrbios da tireoide podem ser autoimunes, então além de trabalhar o chacra laríngeo, trabalhe o chacra raiz para fortalecer o sistema imunológico.

As insuficiências nas adrenais costumam estar relacionadas a distúrbios na tireoide, então também é fundamental trabalhar com as adrenais.

- A posição das mãos da Garganta equilibra a tireoide e o chacra laríngeo.
- As posições das mãos das Adrenais e do Plexo solar beneficiam as adrenais.
- A posição das mãos da Virilha beneficia a imunidade.

SEQUÊNCIA

1. *Toque:* Garganta
2. *Toque:* Adrenais
3. *Toque:* Plexo solar
4. *Toque:* Virilha

OUTRAS TÉCNICAS

Faça soar um diapasão, uma tigela tibetana ou um sino afinado com a nota Sol ou Sol sustenido antes ou depois do tratamento.

Doença de Crohn, Colite e Síndrome do Intestino Irritável

Chacra: raiz

Todas essas três doenças são problemas autoimunes intestinais. Portanto, o chacra raiz está envolvido, pois ele está relacionado à imunidade e também às condições dos intestinos.

- As posições das mãos do Hara e da Lombar (com o cliente deitado de barriga para baixo) beneficiam os intestinos.
- As posições das mãos da Virilha e do Topo das Pernas (com o cliente deitado de barriga para baixo) equilibram o chacra raiz.

SEQUÊNCIA

1. *Toque:* Hara
2. *Toque:* Virilha
3. *Toque:* Lombar (com o cliente deitado de barriga para baixo)
4. *Toque:* Topo das Pernas (com o cliente deitado de barriga para baixo)

OUTRAS TÉCNICAS

Se você é um praticante de Reiki *nível 2,* desenhe o CKR na lombar para fortalecer a imunidade.

Doenças Autoimunes

Chacras: todos

De acordo com a Associação Americana de Doenças Autoimunes, existem mais de 100 doenças autoimunes que podem afetar todas as partes do corpo. Elas ocorrem quando o sistema imunológico enxerga o tecido do próprio corpo como um invasor e o ataca. Embora também seja bom usar o Reiki para equilibrar a energia relacionada aos sintomas das várias doenças autoimunes, equilibrar os chacras pode ajudar o corpo inteiro a funcionar da maneira ideal.

- As posições das mãos dos Olhos, dos Ouvidos e da Garganta ajudam a equilibrar os chacras da coroa, frontal e laríngeo.
- A posição das mãos do Coração equilibra o chacra cardíaco.
- A posição das mãos do Plexo solar equilibra o chacra do plexo solar.
- A posição das mãos do Hara equilibra o chacra umbilical.
- A posição das mãos da Virilha equilibra o chacra raiz.

SEQUÊNCIA

1. *Toque:* Olhos
2. *Toque:* Ouvidos
3. *Toque:* Garganta
4. *Toque:* Coração
5. *Toque:* Plexo solar
6. *Toque:* Hara
7. *Toque:* Virilha

OUTRAS TÉCNICAS

Crie uma rede de cristais para equilibrar os chacras, colocando-a no chão, embaixo da mesa de tratamento da seguinte maneira:

- Raiz: hematita
- Umbilical: cornalina
- Plexo solar: citrino
- Cardíaco: quartzo-rosa
- Laríngeo: calcedônia
- Frontal: ametista
- Coroa: quartzo-transparente

Dor Ciática

Chacra: raiz

A dor ciática acontece quando um nervo (chacra frontal) da lombar é comprimido, fazendo a dor descer pela perna até chegar ao pé. O chacra raiz é o foco principal para a dor ciática, mas também é importante trabalhar com as pernas.

- A posição das mãos dos Olhos equilibra o chacra frontal.
- As posições das mãos do Hara e da Lombar (com o cliente deitado de barriga para baixo) beneficiam a lombar.
- As posições das mãos da Virilha e do Topo das Pernas (com o cliente deitado de barriga para baixo) equilibram o chacra raiz.

- A posição das mãos dos Joelhos beneficia as pernas.
- A posição das mãos dos Tornozelos beneficia os tornozelos.
- A posição das mãos dos Pés beneficia os pés.

SEQUÊNCIA

1. *Toque:* Olhos
2. *Toque:* Hara
3. *Toque:* Virilha
4. *Pressão suave:* mova as palmas das mãos do topo das coxas até o topo dos joelhos
5. *Toque:* Joelhos
6. *Toque:* Tornozelos
7. *Pressão suave:* mova as palmas das mãos dos joelhos até os tornozelos
8. *Toque:* Pés
9. *Toque:* Lombar (com o cliente deitado de barriga para baixo)
10. *Toque:* Topo das Pernas (com o cliente deitado de barriga para baixo)

OUTRAS TÉCNICAS

Coloque um cristal de fluorita arco-íris no chacra frontal do seu cliente.

Dor de Dente

Chacra: laríngeo

O chacra laríngeo está ligado energeticamente à boca. Assim, quando o cliente tiver problemas dentários, trabalhe com a boca, a mandíbula e a região da garganta. Para uma dor de dente severa, recomende uma visita ao dentista o mais rápido possível.

- As posições das mãos dos Ouvidos e da Parte de trás da Cabeça beneficiam a mandíbula e a boca.
- A posição das mãos da Garganta equilibra o chacra laríngeo.

SEQUÊNCIA

1. *Toque:* Ouvidos
2. *Toque:* Parte de trás da Cabeça
3. *Toque:* Garganta

OUTRAS TÉCNICAS

Durante a sessão, coloque no difusor óleo essencial de cravo.

Dor de Estômago, Náusea e Gastroenterite

Chacras: plexo solar, umbilical e raiz

Os problemas de estômago ocorrem no abdome, nos intestinos ou perto do diafragma no caso de refluxo ácido. Assim, trabalhar com os três primeiros chacras ajuda a fortalecer todo o sistema.

- A posição das mãos do Plexo solar equilibra o chacra do plexo solar e o trato gastrointestinal superior.
- A posição das mãos do Umbigo beneficia o estômago e a parte superior dos intestinos.
- As posições das mãos do Hara e da Lombar (com o cliente deitado de barriga para baixo) equilibram o chacra umbilical e beneficiam o abdome.

- As posições das mãos da Virilha e do Topo das Pernas (com o cliente deitado de barriga para baixo) equilibram o chacra raiz e beneficiam a parte inferior dos intestinos.

SEQUÊNCIA

1. *Toque:* Plexo Solar
2. *Toque:* Umbigo
3. *Toque:* Hara
4. *Toque:* Virilha
5. *Toque:* Lombar (com o cliente deitado de barriga para baixo)
6. *Toque:* Topo das Pernas (com o cliente deitado de barriga para baixo)

OUTRAS TÉCNICAS

Durante a sessão, coloque no difusor óleo essencial de gengibre.

Fadiga

Chacras: plexo solar, coroa e frontal

Muitas coisas causam fadiga, como distúrbios hormonais, sono de má qualidade (chacra frontal), problemas adrenais (chacra do plexo solar) e estilo de vida. Desequilíbrios no chacra da coroa podem causar fadiga, então equilibrá-lo pode ser benéfico.

- As posições das mãos dos Olhos, dos Ouvidos e da Parte de trás da Cabeça equilibram os chacras da coroa e frontal.
- A posição das mãos das Adrenais equilibra as glândulas adrenais.
- A posição das mãos do Plexo solar equilibra o chacra do plexo solar e as adrenais.

SEQUÊNCIA

1. *Toque:* Olhos
2. *Leve batida:* leve batida com dois dedos ao longo das maçãs do rosto
3. *Toque:* Ouvidos
4. *Toque:* Parte de trás da Cabeça
5. *Leve batida:* leve batida com dois dedos ao longo da clavícula, nos dois lados do esterno
6. *Toque:* Adrenais
7. *Leve batida:* leve batida com dois dedos no chacra cardíaco
8. *Toque:* Plexo solar

OUTRAS TÉCNICAS

Durante a sessão, coloque no seu difusor os óleos essenciais de laranja, limão e toranja [*grapefruit*], ou uma mistura deles.

Fibromas

Chacra: umbilical

Fibromas são tumores benignos que crescem nas paredes do útero. Alguns são assintomáticos, mas outros causam dores, pressão e menstruação intensa. Trabalhar com fibromas é uma questão de equilibrar a energia do chacra umbilical.

- As posições das mãos do Umbigo, do Hara e da Lombar (com o cliente deitado de barriga para baixo) auxiliam o chacra umbilical e o útero.

SEQUÊNCIA

1. *Toque:* Umbigo
2. *Toque:* Hara
3. *Toque:* Lombar (com o cliente deitado de barriga para baixo)

OUTRAS TÉCNICAS

Recomende que seu cliente use um anel ou pulseira de âmbar para auxiliá-lo.

Ganho de Peso

Chacras: laríngeo, plexo solar e raiz

O ganho de peso pode ser causado por questões hormonais, distúrbios alimentares ou problemas na tireoide. Assim, é importante tratar as áreas relacionadas ao ganho de peso. Para um ganho de peso sem explicação, sugira que seu cliente busque uma avaliação médica para garantir que ele não tem nenhum problema na tireoide.

- A posição das mãos da Garganta beneficia a tireoide, estimula o metabolismo e equilibra o chacra laríngeo.
- A posição das mãos do Plexo solar beneficia a autoestima e equilibra o chacra do plexo solar.
- A posição das mãos da Virilha combate vícios e equilibra o chacra raiz.

SEQUÊNCIA

1. *Toque:* Garganta
2. *Toque:* Plexo solar
3. *Toque:* Virilha

OUTRAS TÉCNICAS

Recomende que seu cliente carregue cristais de ametista ou use alguma joia com ametista.

Garganta

Chacra: laríngeo

Os problemas na garganta se originam no chacra laríngeo, podendo incluir dor de garganta persistente, congestão, tosse e laringite.

- As posições das mãos da Garganta e dos Ombros (com o cliente deitado de barriga para baixo) equilibram o chacra laríngeo.
- A posição das mãos dos Ouvidos equilibra a parte superior da garganta e a mandíbula.

SEQUÊNCIA

1. *Toque:* Ouvidos
2. *Pressão suave:* mova as palmas das mãos da parte de trás das orelhas até os ombros, descendo pelos lados do pescoço
3. *Toque:* Garganta
4. *Toque:* Ombros (com o cliente deitado de barriga para baixo)

OUTRAS TÉCNICAS

Durante a meditação em casa, seu cliente pode tentar se deitar de costas e visualizar a garganta como uma roda giratória de energia azul. Ele deve visualizar uma energia branca entrando pelo chacra da coroa, descendo pelo chacra laríngeo e passando pelos outros chacras até sair para o centro da Terra. Você também pode sugerir que ele faça isso durante o tratamento.

Gripes e Resfriados

Chacras: raiz e laríngeo

Gripes e resfriados são causados por um vírus externo, mas algumas pessoas são especialmente suscetíveis a eles por causa da imunidade comprometida. Portanto, além de tratar as áreas afetadas pela gripe ou resfriado, equilibre a energia do chacra raiz para aumentar a imunidade.

Centramento

Chacras: plexo solar, cardíaco e laríngeo

Estar centrado ajuda a pessoa a permanecer calma em situações de estresse e aterrada em momentos de muita emoção ou dificuldade, além de facilitar a manutenção do foco e da clareza. O chacra cardíaco é o chacra central dos sete chacras principais, e conecta corpo e espírito. Levar energia e equilíbrio para os chacras laríngeo e do plexo solar, e também para o coração, pode facilitar o centramento.

- A posição das mãos da Garganta faz a energia descer dos chacras superiores para o chacra cardíaco.
- A posição das mãos do Plexo solar faz a energia subir dos chacras inferiores para o chacra cardíaco.
- A posição das mãos do Coração centra a energia.

SEQUÊNCIA

1. *Toque:* chacra laríngeo e chacra do plexo solar simultaneamente, com uma mão em cada um deles
2. *Toque:* Coração

OUTRAS TÉCNICAS

Quando seu cliente estiver se sentindo desequilibrado, ele pode fazer a seguinte meditação por alguns minutos ou até se sentir centrado: ele deve colocar as mãos por cima do Hara e respirar profundamente, sentindo a respiração se mover e visualizando uma bola de luz morna e rosa brilhando no Hara, embaixo das suas mãos.

Compaixão e Bondade

Chacra: cardíaco

Para viver com bondade e compaixão, a pessoa precisa abordar o mundo com brandura, abrir mão do julgamento de si mesmo e dos outros, e querer ser uma força de luz e de bondade na vida cotidiana. Ocasionalmente, todos nós deixamos de agir com bondade e compaixão, mas a falta habitual dessas qualidades pode estar relacionada a desequilíbrios energéticos no chacra cardíaco.

- A posição das mãos dos Olhos nos conecta a um poder mais elevado a fim de inspirar compaixão.
- A posição das mãos dos Ouvidos facilita a escuta com compaixão.
- A posição das mãos da Garganta facilita a comunicação com compaixão.
- A posição das mãos do Coração equilibra o chacra cardíaco e estimula o amor incondicional.
- A posição das mãos do Plexo solar estimula a autocompaixão.

SEQUÊNCIA

1. *Toque:* Olhos
2. *Toque:* Ouvidos
3. *Toque:* Garganta
4. *Toque:* Coração
5. *Toque:* Plexo solar

OUTRAS TÉCNICAS

Quartzo-rosa, kunzita e morganita são cristais de compaixão, que beneficiam o chacra cardíaco. Quando estiver sozinho, seu cliente pode fazer a seguinte meditação por cinco minutos ou pelo período que ele achar confortável: segurando um desses cristais no chacra cardíaco, ele deve visualizar a energia do amor emanando do cristal como uma luz rosa. Ele visualiza a luz entrando no corpo pelo chacra cardíaco, onde ela se desloca até o coração. O cliente visualiza o coração bombeando uma luz rosa por todo o corpo.

Comunicação e Autoexpressão

Chacra: laríngeo

Uma comunicação clara é essencial não apenas para as relações humanas, mas também para a maneira como nos expressamos criativamente ou para a nossa capacidade de falar e entender as nossas verdades pessoais. O chacra laríngeo é o centro da comunicação, enquanto o chacra frontal facilita a comunicação com o nosso eu superior e a receptividade à orientação divina. O chacra umbilical, por sua vez, origina as ideias criativas que ajudam na nossa comunicação.

- A posição das mãos da Garganta facilita a comunicação clara e equilibra o chacra laríngeo.
- A posição das mãos dos Olhos facilita a orientação divina e equilibra o chacra frontal.
- A posição das mãos dos Ouvidos facilita a escuta e equilibra o chacra frontal.
- A posição das mãos do Hara facilita a criatividade na comunicação e equilibra o chacra umbilical.

SEQUÊNCIA

1. *Toque:* Olhos
2. *Toque:* Ouvidos
3. *Toque:* Hara
4. *Toque:* Garganta

OUTRAS TÉCNICAS

Recomende que seu cliente afirme diariamente: "Eu escuto com clareza o que os outros estão dizendo e me comunico com clareza e concisão".

Concentração, Clareza e Foco (e Confusão)

Chacra: frontal

Concentração, foco e clareza são questões mentais e espirituais. Se a pessoa quer receber clareza do seu eu superior ou do divino, ou se ela deseja mais concentração e clareza nos seus pensamentos, o foco no chacra frontal ajuda a equilibrar as energias. Esse tratamento também pode ajudar a aliviar a confusão.

- As posições das mãos dos Olhos, dos Ouvidos e da Parte de trás da Cabeça equilibram o chacra frontal.

SEQUÊNCIA

1. *Toque:* Olhos
2. *Leve batida:* leve batida com os dois dedos no terceiro olho, fazendo um círculo no sentido anti-horário
3. *Toque:* Ouvidos
4. *Toque:* Parte de trás da Cabeça

OUTRAS TÉCNICAS

A calcita é conhecida como "a pedra dos estudantes" por aumentar o foco e a concentração. Coloque cristais de calcita azul na mesa de tratamento, em cada lado da cabeça do seu cliente.

Confiança

Chacra: raiz

A confiança é desenvolvida no chacra raiz, a partir dos sentimentos de segurança e proteção. Se você não se sente seguro e protegido, não conseguirá confiar. É recomendável trabalhar com a energia da Terra, do chão para cima, fazendo-a passar por esse chacra.

- As posições das mãos dos Pés, dos Tornozelos e dos Joelhos fazem a energia da Terra subir.
- As posições das mãos da Virilha e do Topo das Pernas (com o cliente deitado de barriga para baixo) equilibram o chacra raiz.

SEQUÊNCIA

1. *Toque:* Pés
2. *Toque:* Tornozelos
3. *Toque:* Joelhos
4. *Pressão suave:* suba as palmas das mãos pela parte da frente das pernas, indo dos tornozelos até a virilha
5. *Toque:* Virilha
6. *Toque:* Topo das Pernas (com o cliente deitado de barriga para baixo)

OUTRAS TÉCNICAS

Durante o tratamento, peça que seu cliente repita silenciosamente a seguinte afirmação: "Eu estou seguro. Eu confio no universo.", pelo tempo que ele quiser. Ele também pode repetir essa afirmação sempre que começar a se sentir inseguro.

Coragem

Chacras: plexo solar e raiz

Coragem é agir apesar do medo. Essa característica não se limita a atos de valentia; ela também se encontra nas pequenas ações do dia a dia que requerem bravura diante de ansiedades, medos e preocupações. As energias desequilibradas do chacra do plexo solar podem contribuir para a falta de coragem, e reequilibrá-las pode ajudar a pessoa a ser mais corajosa — não só em relação a coisas maiores, mas também nas pequenas ações de bravura do cotidiano. Aumentar a sensação de segurança e proteção (chacra raiz) também pode inspirar mais coragem.

- As posições das mãos do Hara e da Virilha equilibram o chacra raiz.
- As posições das mãos dos Joelhos, dos Tornozelos e dos Pés estimulam as ações independentes (como se sustentar por conta própria).
- A posição das mãos do Plexo solar beneficia a coragem.

SEQUÊNCIA

1. *Toque:* Hara
2. *Toque:* Virilha
3. *Toque:* Joelhos
4. *Toque:* Tornozelos
5. *Toque:* Pés
6. *Toque:* Plexo solar

OUTRAS TÉCNICAS

Coloque uma pirâmide de cristal olho de tigre amarelo debaixo da mesa de tratamento, com a ponta alinhada com o chacra do plexo solar.

Criatividade e Inspiração

Chacras: frontal, laríngeo e umbilical

Muitas pessoas, inclusive eu, acreditam que toda inspiração e toda criatividade vêm de domínios mais elevados. Assim, estimular o chacra frontal pode incentivar a criatividade. Da perspectiva dos chacras, a energia criativa se origina no chacra umbilical, e o poder de expressar ideias criativas vem das energias equilibradas do chacra laríngeo.

- A posição das mãos dos Olhos estimula o chacra frontal.
- A posição das mãos dos Ouvidos estimula você a escutar e receber inspiração criativa.

- A posição das mãos da Garganta beneficia a expressão criativa e equilibra o chacra laríngeo.
- A posição das mãos do Plexo solar proporciona a confiança necessária para seguir adiante com ideias criativas.
- As posições das mãos do Umbigo e do Hara beneficiam a criatividade e equilibram o chacra umbilical.

SEQUÊNCIA

1. *Toque:* Olhos
2. *Leve batida:* leve batida com dois dedos na testa
3. *Toque:* Ouvidos
4. *Toque:* Umbigo
5. *Toque:* Hara
6. *Toque:* Plexo solar
7. Toque: Garganta

OUTRAS TÉCNICAS

Coloque um cristal de fluorita arco-íris debaixo da mesa de tratamento.

Culpa e Vergonha

Chacra: plexo solar

A culpa e a vergonha são níveis de sentimento de uma mesma escala. A culpa é um sentimento transitório, enquanto a vergonha está profundamente arraigada. Um desequilíbrio na energia do chacra do plexo solar contribui para a culpa e a vergonha.

- As posições das mãos do Plexo solar e do Meio das Costas (com o cliente deitado de barriga para baixo) equilibram o chacra do plexo solar.
- A posição das mãos do Coração estimula o autoperdão.

SEQUÊNCIA

1. *Toque:* Plexo Solar
2. *Toque:* Coração
3. *Toque:* Meio das Costas (com o cliente deitado de barriga para baixo)

OUTRAS TÉCNICAS

Toda vez que seu cliente sentir culpa e vergonha, ele pode usar a técnica a seguir por cinco minutos ou pelo tempo que ele quiser. O cliente deve visualizar a vergonha ou a culpa no chacra do plexo solar e se imaginar puxando a energia para dentro do seu coração, a fim de curá-la com amor.

Depressão

Chacras: raiz, frontal e umbilical

A depressão é a tristeza que perdura. Ela pode ser temporária, baseada em circunstâncias, ou pode ser uma reação química relacionada aos neurotransmissores no cérebro. A energia da depressão vem de desequilíbrios no chacra raiz, mas também pode ser benéfico trabalhar com o sistema nervoso (chacra frontal), onde os neurotransmissores são produzidos, armazenados e liberados. O chacra umbilical fortalece a vontade individual e pode ajudar a equilibrar questões hormonais que talvez estejam associadas à depressão.

- A posição das mãos da Virilha equilibra o chacra raiz.
- A posição das mãos do Hara equilibra o chacra umbilical.
- A posição das mãos do Coração facilita o amor.
- As posições das mãos dos Olhos, dos Ouvidos e da Parte de trás da Cabeça beneficiam o sistema nervoso e equilibram o chacra frontal.

SEQUÊNCIA

1. *Toque:* Virilha
2. *Toque:* Hara
3. *Toque:* Coração
4. *Toque:* Olhos
5. *Toque:* Ouvidos
6. *Toque:* Parte de trás da Cabeça

OUTRAS TÉCNICAS

Recomende que seu cliente use uma pulseira ou um anel de âmbar báltico amarelo durante seus episódios depressivos.

Empatia

Chacras: cardíaco, frontal e coroa

A empatia, ou a capacidade de se imaginar emocionalmente no lugar de outra pessoa, origina-se no chacra cardíaco, em função do amor incondicional. Algumas pessoas são naturalmente empáticas, e sentir as emoções dos outros (e às vezes até sintomas físicos) como suas é uma forma de energia psíquica. Quer o problema seja excesso ou falta de empatia, as maneiras de equilibrar as energias são as mesmas. Os chacras da coroa e frontal podem propiciar uma orientação superior, o que pode ajudar com a empatia.

- A posição das mãos do Coração equilibra a empatia e o chacra cardíaco, além de estimular o amor incondicional.
- A posição das mãos dos Olhos equilibra os chacras frontal e da coroa.
- As posições das mãos da Virilha e dos Pés facilitam o aterramento, o que pode ajudar aqueles que têm empatia em excesso.

SEQUÊNCIA

1. *Toque:* Olhos
2. *Toque:* Coração (no caso de excesso de empatia, pule para o passo três; no caso de falta de empatia, permaneça no coração por três minutos a mais e depois prossiga para o passo quatro)
3. *Toque:* Virilha
4. *Toque:* Pés

OUTRAS TÉCNICAS

Cristais opacos absorvem o excesso de energia; já cristais translúcidos a amplificam. Para aqueles com excesso de empatia, sugira que eles carreguem um cristal verde e opaco, como a aventurina ou a amazonita-verde, pois elas podem ajudar a absorver o excesso de energia do coração. Para aqueles com falta de empatia, sugira que eles carreguem um cristal verde e transparente, como o peridoto ou a fluorita-verde, para ajudar a amplificar a energia do coração.

Empoderamento

Chacras: raiz, plexo solar e laríngeo

A energia do empoderamento origina-se no chacra raiz, em que a pessoa desenvolve a capacidade de ser independente e de evoluir com segurança. No chacra do plexo solar, a energia do empoderamento continua se desenvolvendo com a autoidentidade e a autoconfiança. No chacra laríngeo, o empoderamento continua com a capacidade de se expressar e de falar a verdade.

- As posições das mãos dos Pés e dos Joelhos estimulam as ações independentes (como se sustentar por conta própria), mas mantendo a pessoa aterrada.
- A posição das mãos da Virilha equilibra o chacra raiz.

- A posição das mãos do Plexo solar estimula o empoderamento, a determinação e a autoestima, além de equilibrar o chacra do plexo solar.
- A posição das mãos da Garganta facilita que a pessoa fale e comunique a verdade partindo de um lugar de força e empoderamento, além de equilibrar o chacra laríngeo.

SEQUÊNCIA

1. *Toque:* Pés
2. *Toque:* Joelhos
3. *Toque:* Virilha
4. *Toque:* Plexo solar
5. *Toque:* Garganta

OUTRAS TÉCNICAS

Use um programa ou aplicativo de *smartphone* voltado para o equilíbrio dos chacras. Essas ferramentas emitem tons que começam no chacra raiz e sobem até o chacra da coroa.

Excessos

Chacra: plexo solar

Todos cometem excessos de vez em quando, mas se isso se torna crônico, pode ser um problema. O excesso é provocado pela falta de autocontrole, que é uma questão do chacra do plexo solar.

- A posição das mãos do Plexo solar equilibra o chacra do plexo solar.
- As posições das mãos do Umbigo, do Hara, da Virilha, dos Joelhos, dos Tornozelos e dos Pés atraem a energia do excesso para baixo e a descarregam dentro da Terra.

SEQUÊNCIA

1. *Toque:* Umbigo
2. *Toque:* Hara
3. *Toque:* Virilha
4. *Pressão suave:* desça as palmas das suas mãos do topo das coxas até o topo dos joelhos
5. *Toque:* Joelhos
6. *Pressão suave:* desça as palmas das suas mãos pelas canelas, indo dos joelhos até os tornozelos
7. *Toque:* Tornozelos
8. *Toque:* Pés
9. *Toque:* Plexo solar

OUTRAS TÉCNICAS

Coloque um cristal de olho de tigre no chacra do plexo solar do seu cliente.

Fé, Otimismo e Esperança

Chacras: plexo solar, frontal e coroa

A maioria das pessoas associa a fé com a crença em um poder superior, mas ela também pode representar a fé em si mesmo, nos outros, no bem maior ou na bondade de desconhecidos. A fé é a prima do otimismo e da esperança, e os três se fortalecem quando equilibramos a energia dos chacras do plexo solar, frontal e da coroa.

- A posição das mãos do Plexo solar estimula a autoestima e equilibra o chacra do plexo solar.
- A posição das mãos do Coração estimula o otimismo e o amor incondicional.
- A posição das mãos da Garganta estimula a entrega da vontade individual à vontade divina.

- As posições das mãos dos Olhos e dos Ouvidos equilibram os chacras da coroa e frontal.

SEQUÊNCIA

1. *Toque:* Plexo solar
2. *Toque:* Coração
3. *Toque:* Garganta
4. *Toque:* Olhos
5. *Toque:* Ouvidos

OUTRAS TÉCNICAS

Seja com você ou sozinho, estimule seu cliente a entoar o Bija mantra associado ao chacra frontal, o OM (pronunciado *ôhm*). (Bija mantras são mantras especiais, que têm o poder de criar energia de transformação.)

Fobias

Chacra: raiz

Fobias são uma forma de ansiedade ou medo que se originam no chacra raiz.

- As posições das mãos da Virilha e do Topo das Pernas (com o cliente deitado de barriga para baixo) equilibram o chacra raiz.
- As posições das mãos dos Joelhos, dos Tornozelos e dos Pés atraem a energia do medo para baixo, para que seja neutralizada pela Terra.

SEQUÊNCIA

1. *Toque:* Virilha
2. *Pressão suave:* desça suas mãos pela frente das coxas, indo do topo das coxas até os joelhos
3. *Toque:* Joelhos
4. *Pressão suave:* desça suas mãos pelas canelas, indo da base dos joelhos até os tornozelos
5. *Toque:* Tornozelos
6. *Toque:* Pés
7. *Pressão suave:* com o cliente deitado de barriga para baixo, suba suas mãos pelas partes de trás das pernas, indo dos tornozelos até a base das nádegas
8. *Toque:* Topo das Pernas (com o cliente deitado de barriga para baixo)

OUTRAS TÉCNICAS

Reikianos de *nível 2* podem desenhar CKR + SHK + CKR ao longo da parte inferior do corpo do cliente a fim de liberar as energias de fobias que estão presas.

Gratidão

Chacra: cardíaco

Viver com gratidão tem muitos benefícios, incluindo mais alegria, felicidade, compaixão e bondade. É uma função principalmente do chacra cardíaco.

- A posição das mãos do Coração estimula o amor e a gratidão, além de equilibrar o chacra cardíaco.
- A posição das mãos do Hara puxa a energia pelos chacras inferiores.
- As posições das mãos dos Olhos e dos Ouvidos puxa a energia pelos chacras superiores.

SEQUÊNCIA

1. *Toque:* Coração
2. *Toque:* Hara e chacra frontal simultaneamente, com uma mão em cada um deles

OUTRAS TÉCNICAS

Sugira que seu cliente comece ou termine seu dia listando as coisas pelas quais ele se sente grato.

Indecisão

Chacras: umbilical, plexo solar e frontal

Para uma pessoa ser mais decidida, ela precisa saber o que quer, além de ter um senso de eu (chacra umbilical) e a autoconfiança necessária para tomar uma decisão (chacra do plexo solar). A orientação superior (chacra frontal) também pode ajudar na tomada de decisões.

- As posições das mãos do Hara e do Umbigo equilibram o chacra umbilical.
- A posição das mãos do Plexo solar equilibra o chacra do plexo solar.
- A posição das mãos dos Olhos estimula a orientação superior e equilibra o chacra frontal.

SEQUÊNCIA

1. *Toque:* Hara
2. *Toque:* Umbigo
3. *Toque:* Plexo solar
4. *Toque:* Olhos

OUTRAS TÉCNICAS

No caso de um cliente que está enfrentando uma decisão difícil, sugira que, antes de se deitar para dormir, ele repita: "Diga para mim o que eu preciso saber". Em seguida, aconselhe-o a prestar atenção no que aparece nos seus sonhos, pois eles costumam apresentar informações simbólicas ou literais que ajudam a pessoa a entender seu caminho.

Insegurança

Chacras: raiz e plexo solar

Segurança básica e proteção (chacra raiz) são fatores necessários para que a pessoa possa se sentir confiante e desenvolver sua autoestima e sua autovalorização (chacra do plexo solar).

- As posições das mãos dos Pés, dos Tornozelos e dos Joelhos estimulam ações de independência (como se sustentar por conta própria).
- A posição das mãos da Virilha equilibra o chacra raiz.
- A posição das mãos do Plexo solar equilibra o chacra do plexo solar.

SEQUÊNCIA

1. *Toque:* Pés
2. *Toque:* Tornozelos
3. *Toque:* Joelhos
4. *Toque:* Virilha
5. *Toque:* Plexo solar

OUTRAS TÉCNICAS

Coloque um cristal de olho de tigre vermelho entre as pernas do seu cliente, em cima da mesa de tratamento, e um de olho de tigre amarelo debaixo da mesa, na altura do chacra do plexo solar.

Como a exaustão adrenal também pode baixar a imunidade (ou resultar de uma doença), também é necessário equilibrar as glândulas adrenais. Além disso, equilibrar o chacra laríngeo é importante, pois gripes e resfriados costumam afetar a garganta.

- As posições das mãos dos Olhos e dos Ouvidos equilibram os seios nasais e as tubas auditivas.
- A posição das mãos da Garganta equilibra o chacra laríngeo.
- A posição das mãos do Coração ajuda a congestão nasal.
- A posição das mãos das Adrenais beneficia as glândulas adrenais.
- A posição das mãos da Virilha equilibra o chacra raiz.

SEQUÊNCIA

1. *Toque:* Olhos
2. *Leve batida:* leve batida com dois dedos ao longo da testa
3. *Leve batida:* leve batida com dois dedos ao longo das maçãs do rosto
4. *Toque:* Orelhas
5. *Toque:* Garganta
6. *Toque:* Coração
7. *Toque:* Adrenais
8. *Toque:* Virilha

OUTRAS TÉCNICAS

Durante a sessão, coloque no seu difusor óleos essenciais de laranja e canela para aumentar a imunidade.

Hemorroidas

Chacra: raiz

A inflamação na região retal (chacra raiz) causa hemorroidas. Esforço excessivo, como no caso de prisão de ventre, também pode causar hemorroidas. Se for esse o caso, você também pode oferecer tratamento para prisão de ventre.

- As posições das mãos da Virilha e do Topo das Pernas (com o cliente deitado de barriga para baixo) equilibram o chacra raiz.

SEQUÊNCIA

1. *Toque:* Virilha
2. *Toque:* Topo das Pernas (com o cliente deitado de barriga para baixo)
3. *Se prisão de ventre for um problema, prossiga com as instruções da* página 174.

OUTRAS TÉCNICAS

Coloque um cristal de jaspe vermelho na mesa de tratamento, entre as pernas do seu cliente.

Infecção do Trato Urinário

Chacras: umbilical e plexo solar

As infecções do trato urinário (ITUs) causam dor, ardência e micção frequente. Para algumas pessoas, elas são crônicas e ocorrem regularmente. O chacra do plexo solar auxilia a energia dos rins, e o chacra umbilical auxilia a energia do restante do trato urinário. Aumentar a imunidade pelo chacra raiz também pode ser benéfico.

- As posições das mãos do Plexo solar e do Meio das Costas (com o cliente deitado de barriga para baixo) equilibram os rins e o chacra do plexo solar.
- As posições das mãos do Umbigo, do Hara e da Lombar (com o cliente deitado de barriga para baixo) equilibram o chacra umbilical e beneficiam o trato urinário.
- As posições das mãos da Virilha e do Topo das Pernas (com o cliente deitado de barriga para baixo) aumentam a imunidade e equilibram o chacra raiz.

SEQUÊNCIA

1. *Toque:* Plexo solar
2. *Toque:* Umbigo
3. *Toque:* Hara
4. *Toque:* Virilha
5. *Toque:* Meio das Costas (com o cliente deitado de barriga para baixo)
6. *Toque:* Lombar (com o cliente deitado de barriga para baixo)
7. *Toque:* Topo das Pernas (com o cliente deitado de barriga para baixo)

OUTRAS TÉCNICAS

Coloque cristais de âmbar báltico marrom-escuro ou laranja em cada lado da cintura do seu cliente, em cima da mesa de tratamento.

Infecções Sexualmente Transmissíveis

Chacras: umbilical e raiz

A cura energética beneficia o sistema imunológico (chacra raiz), pois combate infecções sexualmente transmissíveis (ISTs) e também pode aliviar seus sintomas. No caso de ISTs, dê atenção também aos órgãos sexuais (chacra umbilical).

- As posições das mãos do Umbigo, do Hara e da Lombar (com o cliente deitado de barriga para baixo) equilibram o chacra umbilical.
- As posições das mãos da Virilha e do Topo das Pernas (com o cliente deitado de barriga para baixo) aumentam a imunidade e equilibram o chacra raiz.

SEQUÊNCIA

1. *Toque:* Umbigo
2. *Toque:* Hara

3. *Toque:* Virilha
4. *Toque:* Lombar (com o cliente deitado de barriga para baixo)
5. *Toque:* Topo das Pernas (com o cliente deitado de barriga para baixo)

OUTRAS TÉCNICAS

Coloque um cristal de cornalina embaixo da mesa de tratamento, na altura do Hara do seu cliente.

Inflamação

Chacras: todos, principalmente o da coroa

A inflamação ajuda seu corpo a combater doenças, mas muitas pessoas passam por isso de uma maneira que não é saudável, o que causa problemas crônicos, dor generalizada e doenças. Desequilíbrios no chacra da coroa costumam provocar doenças sistêmicas.

- As posições das mãos dos Olhos e da Parte de trás da Cabeça equilibram os chacras da coroa e frontal.
- A posição das mãos da Garganta equilibra o chacra laríngeo.
- A posição das mãos do Coração equilibra o chacra cardíaco.
- A posição das mãos do Plexo solar equilibra o chacra do plexo solar.
- A posição das mãos do Hara equilibra o chacra umbilical.
- A posição das mãos da Virilha equilibra o chacra raiz.

SEQUÊNCIA

1. *Toque:* Olhos
2. *Toque:* Parte de trás da Cabeça
3. *Toque:* Garganta
4. *Toque:* Coração
5. *Toque:* Plexo solar
6. *Toque:* Hara
7. *Toque:* Virilha
8. *Toque:* Para áreas específicas de inflamação, mantenha as mãos por cima delas

OUTRAS TÉCNICAS

Coloque quatro cristais de âmbar báltico no chão, ao redor da mesa de tratamento, perto da cabeça, dos pés e dos quadris do seu cliente.

Intestinos

Chacra: raiz

Problemas intestinais estão associados ao chacra raiz.

- A posição das mãos da Virilha equilibra o chacra raiz.
- As posições das mãos do Hara, do Umbigo e da Lombar (com o cliente deitado de barriga para baixo) equilibram a energia na parte superior dos intestinos.
- A posição das mãos do Topo das Pernas (com o cliente deitado de barriga para baixo) equilibra a parte inferior dos intestinos.

SEQUÊNCIA

1. *Toque:* Umbigo
2. *Toque:* Hara
3. *Toque:* Virilha
4. *Toque:* Lombar (com o cliente deitado de barriga para baixo)
5. *Toque:* Topo das Pernas (com o cliente deitado de barriga para baixo)

OUTRAS TÉCNICAS

Coloque um cristal de quartzo-enfumaçado na mesa de tratamento, entre as pernas do seu cliente, embaixo do chacra raiz.

Joelhos

Chacra: raiz

Problemas nos joelhos podem se originar na própria junta ou ser causados por algo acima deles, particularmente a lombar. Eles também podem ser afetados pelo ângulo dos quadris em relação aos joelhos (conhecido como ângulo Q).

- A posição das mãos da Virilha equilibra o chacra raiz.
- A posição das mãos dos Quadris equilibra a energia dos quadris.
- A posição das mãos dos Joelhos equilibra os joelhos.
- A posição das mãos dos Tornozelos melhora a sustentação dos joelhos.

SEQUÊNCIA

1. *Toque:* Virilha
2. *Toque:* Quadris (mãos nos dois lados da parte externa dos quadris)
3. *Pressão suave:* desça suas palmas das mãos do topo das coxas até o topo dos joelhos
4. *Pressão suave:* desça suas palmas das mãos da parte externa dos quadris até os lados dos joelhos, acompanhando os lados das pernas
5. *Toque:* Joelhos
6. *Toque:* Tornozelos
7. *Toque:* Joelhos

OUTRAS TÉCNICAS

Coloque um cristal de turmalina-negra na mesa de tratamento, entre os joelhos do seu cliente.

Lombar

Chacras: raiz, umbilical, coroa e frontal

Problemas na lombar costumam afetar gravemente a qualidade de vida. Eles originam-se no chacra raiz ou umbilical, mas também podem estar relacionados à má postura (chacra raiz), a problemas no esqueleto (chacra da coroa) ou a problemas na coluna (chacra frontal). Problemas nos joelhos, quadris e tornozelos também podem causar dor na lombar.

- As posições das mãos dos Olhos e da Parte de trás da Cabeça equilibram os chacras da coroa e frontal e o esqueleto.
- As posições das mãos do Umbigo e do Hara equilibram o chacra umbilical.
- As posições das mãos da Virilha e da Lombar (com o cliente deitado de barriga para baixo) equilibram o chacra raiz.
- A posição das mãos dos Quadris equilibra a energia dos quadris.
- A posição das mãos dos Joelhos equilibra os joelhos.
- A posição das mãos dos Tornozelos equilibra os tornozelos.
- A posição das mãos dos Pés proporciona o aterramento.

SEQUÊNCIA

1. *Toque:* Parte de trás da Cabeça
2. *Toque:* Olhos
3. *Toque:* Umbigo
4. *Toque:* Hara
5. *Toque:* Virilha
6. *Toque:* Quadris (mãos em cada lado da parte externa dos quadris)
7. *Toque:* Joelhos
8. *Toque:* Tornozelos
9. *Toque:* Pés
10. *Toque:* Lombar (com o cliente deitado de barriga para baixo)

OUTRAS TÉCNICAS

Coloque uma obsidiana floco de neve embaixo da mesa de tratamento, na altura da metade do corpo, para equilibrar as energias da coluna.

Maxilares e Boca

Chacra: laríngeo

Problemas nos maxilares e na boca incluem problemas ou dores nos dentes, mau hálito ou dor nos maxilares. Eles estão relacionados ao chacra laríngeo.

- A posição das mãos da Garganta equilibra o chacra laríngeo e a energia no pescoço e nos maxilares.
- A posição das mãos dos Ouvidos equilibra os maxilares e a boca.

SEQUÊNCIA

1. *Toque:* Garganta
2. *Leve batida:* leve batida com dois dedos ao longo do maxilar, indo da frente das orelhas até o queixo, em cada lado do rosto
3. *Toque:* Ouvidos

OUTRAS TÉCNICAS

Durante a sessão, coloque no difusor óleo essencial de cravo, que está relacionado aos maxilares e à boca.

Meio das Costas

Chacras: cardíaco, plexo solar, umbilical, frontal, raiz e coroa

Problemas no meio das costas podem estar relacionados aos chacras cardíaco, do plexo solar ou umbilical. Eles também podem ser causados por problemas de postura (chacra raiz), de coluna (chacra frontal) ou do sistema esquelético (chacra da coroa).

- As posições das mãos dos Olhos, dos Ouvidos e da Parte de trás da Cabeça equilibram os chacras da coroa e frontal.
- As posições das mãos do Coração e do Meio das Costas (com o cliente deitado de barriga para baixo) equilibram o chacra cardíaco.
- A posição das mãos do Plexo solar equilibra o chacra do plexo solar.
- As posições das mãos do Umbigo e do Hara equilibram o chacra umbilical.
- A posição das mãos da Virilha equilibra o chacra raiz.

SEQUÊNCIA

1. *Toque:* Olhos
2. *Toque:* Ouvidos
3. *Toque:* Garganta
4. *Toque:* Parte de trás da Cabeça
5. *Toque:* Coração
6. *Toque:* Plexo solar
7. *Toque:* Umbigo
8. *Toque:* Hara
9. *Toque:* Virilha
10. *Pressão suave:* com o cliente deitado de barriga para baixo, desça suas mãos suavemente da parte de trás dos ombros até o meio das costas, acompanhando o músculo trapézio
11. *Toque:* Meio das Costas (com o cliente deitado de barriga para baixo)

OUTRAS TÉCNICAS

Faça soar uma tigela tibetana, um sino ou um diapasão afinado com a nota Fá ou Fá sustenido, antes, durante ou após o tratamento.

Olhos

Chacra: frontal

Os problemas nos olhos incluem dor, visão desfocada, cansaço ou diagnósticos mais sérios.

- As posições das mãos dos Olhos, dos Ouvidos e da Parte de trás da Cabeça equilibram o chacra frontal, os olhos e o nervo facial.

SEQUÊNCIA

1. *Toque:* Olhos
2. *Toque:* Ouvidos
3. *Toque:* Parte de trás da Cabeça
4. *Toque:* Olhos

OUTRAS TÉCNICAS

Coloque um cristal de ametista embaixo da mesa de tratamento, na altura do chacra frontal.

Ombros

Chacras: cardíaco, garganta, coroa, frontal e raiz

Problemas nos ombros estão relacionados ao chacra cardíaco. No entanto, problemas no pescoço (chacra laríngeo), musculoesqueléticos (chacra da coroa), na coluna (chacra frontal) e de postura (chacra raiz) também podem contribuir para eles.

- As posições das mãos dos Olhos, dos Ouvidos e da Parte de trás da Cabeça equilibram os chacras da coroa e frontal.
- A posição das mãos da Garganta equilibra o pescoço e o chacra laríngeo.
- As posições das mãos do Coração e dos Ombros (com o cliente deitado de barriga para baixo) equilibram os ombros e o chacra cardíaco.
- A posição das mãos da Virilha equilibra o chacra raiz.

SEQUÊNCIA

1. *Toque:* Olhos
2. *Toque:* Ouvidos
3. *Toque:* Parte de trás da Cabeça
4. *Toque:* Coração
5. *Pressão suave:* desça as palmas das mãos pelos lados do pescoço, indo da parte de trás das orelhas até os ombros
6. *Toque:* Garganta
7. *Toque:* Virilha
8. *Pressão suave:* com o cliente deitado de barriga para baixo, leve as palmas das mãos da base do pescoço para fora, acompanhando a parte de trás dos ombros
9. *Toque:* Ombros (com o cliente deitado de barriga para baixo)

OUTRAS TÉCNICAS

A respiração e a visualização aliviam a tensão nos ombros. Seu cliente deve se sentar encostando os pés no chão, de olhos fechados, e respirar profundamente pelo abdome, inspirando pelo nariz. Ele deve visualizar que o ar está levando a energia de cura até a área dos ombros, enquanto os ergue na direção das orelhas. Em seguida, o cliente expira pela boca, abaixa os ombros e visualiza a tensão saindo deles. Ele também pode fazer isso em casa por um período de 5 a 10 minutos ou por quanto tempo quiser.

Ouvidos

Chacras: frontal e laríngeo

Problemas no ouvido, como dor no ouvido, tinnitus *(zumbido nos ouvidos), vertigem e congestão podem resultar de um desequilíbrio entre os chacras frontal e laríngeo.*

- A posição das mãos dos Olhos equilibra o chacra frontal e os seios nasais.
- A posição das mãos dos Ouvidos equilibra os ouvidos.
- A posição das mãos da Garganta equilibra os ouvidos, as tubas auditivas e o chacra laríngeo.

SEQUÊNCIA

1. *Toque:* Olhos
2. *Leve batida:* leve batida com dois dedos no osso frontal, indo do meio para as têmporas
3. *Leve batida:* leve batida com dois dedos nas maçãs do rosto
4. *Toque:* Orelhas
5. *Pressão suave:* desça as palmas das mãos pela mandíbula, terminando no queixo
6. *Toque:* Garganta

OUTRAS TÉCNICAS

Durante a sessão, coloque no seu difusor óleo essencial de eucalipto.

Pés

Chacra: raiz

Problemas nos pés podem se originar nos próprios pés ou em algum lugar acima deles, como os tornozelos, os joelhos, os quadris ou a lombar.

- A posição das mãos da Virilha equilibra o chacra raiz.
- A posição das mãos dos Joelhos equilibra a energia da perna.
- A posição das mãos dos Tornozelos equilibra a energia do tornozelo.
- A posição das mãos dos Pés fornece energia e equilíbrio aos pés.

SEQUÊNCIA

1. *Toque:* Virilha
2. *Pressão suave:* mova as palmas das mãos dos topo das coxas até os joelhos
3. *Toque:* Joelhos
4. *Pressão suave:* mova as palmas das mãos da base dos joelhos até os tornozelos, descendo pelas canelas
5. *Toque:* Tornozelos
6. *Toque:* Pés (use duas mãos para cada pé)

OUTRAS TÉCNICAS

Coloque um cristal de hematita na mesa de tratamento, entre os pés do seu cliente.

Pescoço

Chacras: laríngeo, coroa, raiz e frontal

Os problemas no pescoço originam-se no chacra laríngeo. Porém, outros problemas podem contribuir para eles, como má postura (chacra raiz), problemas na coluna (chacra frontal) ou problemas musculoesqueléticos (chacra da coroa). A tensão nos ombros também pode contribuir.

- As posições das mãos dos Olhos, dos Ouvidos e da Parte de trás da Cabeça equilibram os chacras da coroa e frontal.
- As posições das mãos da Garganta e dos Ombros (com o cliente deitado de barriga para baixo) auxiliam pescoço e ombros, e equilibram o chacra laríngeo.

SEQUÊNCIA

1. *Toque:* Olhos
2. *Toque:* Ouvidos
3. *Toque:* Parte de trás da Cabeça
4. *Pressão suave:* mova as palmas das mãos suavemente pela clavícula, indo dos ombros ao esterno
5. *Toque:* Garganta
6. *Pressão suave:* com o cliente deitado de barriga para baixo, mova as palmas das mãos pelas partes de trás dos ombros
7. *Toque:* Ombros (com o cliente deitado de barriga para baixo)

OUTRAS TÉCNICAS

- Coloque cristais azuis na mesa de tratamento, dos dois lados do pescoço do seu cliente.

- Seja com você ou sozinho, estimule seu cliente a diminuir a tensão do pescoço entoando o Bija mantra HAM (pronunciado *rãm*). (Bija mantras são mantras especiais, que têm o poder de criar energia de transformação.)

Prisão de Ventre

Chacra: raiz

Bloqueios energéticos no chacra raiz causam prisão de ventre, que também pode estar relacionada a questões na coluna acima da área problemática, então, trabalhar com pontos da coluna no pescoço e no meio das costas pode ser útil.

- A posição das mãos da Garganta beneficia o pescoço.
- A posição das mãos do Coração beneficia a parte superior das costas.
- A posição das mãos do Plexo solar beneficia o meio das costas.
- A posição das mãos do Hara beneficia o intestino.
- A posição das mãos da virilha equilibra o chacra raiz.

SEQUÊNCIA

1. *Toque:* Garganta
2. *Toque:* Coração
3. *Toque:* Plexo solar
4. *Toque:* Hara
5. *Toque:* Virilha

OUTRAS TÉCNICAS

Coloque um cristal de granada-vermelha na mesa de tratamento, entre as pernas do seu cliente.

Problemas da Menopausa

Chacra: umbilical

Quando as mulheres se aproximam da menopausa, o equilíbrio hormonal do corpo se altera. Algumas mulheres não têm nenhum problema com a menopausa, já outras enfrentam sintomas que variam de moderados a severos. A gravidade da menopausa tem muito a ver com os desequilíbrios energéticos do chacra umbilical. Como esses problemas podem causar exaustão adrenal, o chacra do plexo solar e as adrenais são um foco secundário.

- As posições das mãos do Plexo solar e das Adrenais equilibram o chacra do plexo solar e as adrenais.
- As posições das mãos do Umbigo, do Hara e da Lombar (com o cliente deitado de barriga para baixo) equilibram o chacra umbilical.

SEQUÊNCIA

1. *Toque:* Plexo solar
2. *Toque:* Adrenais
3. *Toque:* Umbigo
4. *Toque:* Hara
5. *Toque:* Lombar (com o cliente deitado de barriga para baixo)

OUTRAS TÉCNICAS

Seja com você ou sozinho, estimule seu cliente a entoar o Bija mantra associado ao chacra umbilical: VAM (pronunciado *vãm*). (Bija mantras são mantras especiais, que têm o poder de criar energia de transformação.)

Pulmões

Chacra: cardíaco

No caso de problemas pulmonares (chacra cardíaco), é melhor ser cauteloso e garantir que seu cliente já recebeu diagnóstico e tratamento adequados de um médico antes de buscar curas energéticas alternativas, pois alguns problemas pulmonares podem ser sérios ou representar risco de morte.

- A posição das mãos do Coração equilibra o chacra cardíaco.
- A posição das mãos do Plexo solar move a energia ao redor do chacra cardíaco.
- A posição das mãos da Garganta move a energia ao redor do chacra cardíaco.

SEQUÊNCIA

1. *Toque:* Coração
2. *Toque:* Garganta
3. *Toque:* Plexo solar
4. *Toque:* Coração

OUTRAS TÉCNICAS

- Coloque um cristal de ágata-musgo embaixo da mesa de tratamento.
- Use a meditação de visualização com seu cliente durante ou após a sessão. Peça que ele se deite de costas, respire fundo e imagine que está inspirando uma energia de cura pelo nariz, que vai até os pulmões. Ao expirar, peça que ele visualize que está liberando pela respiração quaisquer energias que não lhe servem mais.

Quadris

Chacras: umbilical e raiz

Um desequilíbrio no chacra umbilical causa problemas nos quadris. Problemas na lombar (chacra raiz) também podem contribuir para eles. Outra área preocupante para problemas nos quadris são os joelhos e o ângulo dos quadris em relação aos joelhos (conhecido como ângulo Q).

- A posição das mãos do Hara equilibra o chacra umbilical.
- A posição das mãos da Virilha equilibra o chacra raiz.
- A posição das mãos dos Joelhos equilibra os joelhos.
- A posição das mãos dos Quadris trabalha com os quadris.

SEQUÊNCIA

1. *Toque:* Hara
2. *Toque:* Virilha
3. *Pressão suave:* faça círculos com as palmas das mãos em cada quadril para liberar a congestão
4. *Toque:* Quadris (cada mão na parte externa de cada quadril)
5. *Pressão suave:* desça as palmas das suas mãos pelas coxas, indo da parte superior delas até os joelhos
6. *Pressão suave:* desça as palmas das suas mãos pelos lados das coxas, indo dos quadris até a parte externa dos joelhos
7. *Toque:* Joelhos

OUTRAS TÉCNICAS

Durante a sessão, coloque no difusor óleo essencial de patchuli [*patchouli*].

Seios Nasais

Chacra: frontal

Os problemas nos seios nasais, como congestão, inflamação e dor, estão relacionados ao chacra frontal.

- As posições das mãos dos Olhos e dos Ouvidos equilibram o chacra frontal.

SEQUÊNCIA

1. *Toque:* Olhos
2. *Leve batida:* dê uma leve batida com dois dedos em cada lado do nariz, perto do dorso nasal, e desça pelas maçãs do rosto até as orelhas

3. *Pressão suave:* encoste os dois dedos na testa e os leve do nariz até as têmporas
4. *Pressão suave:* encoste os dois dedos nas maçãs do rosto e os leve até os cantos dos olhos
5. *Toque:* Ouvidos

OUTRAS TÉCNICAS

Durante a sessão, coloque no difusor duas gotas de óleo de eucalipto, duas gotas de óleo de hortelã-pimenta e duas gotas de óleo de tomilho.

Tornozelos

Chacra: raiz

Os problemas no tornozelo podem resultar de muitas condições, como problemas na lombar ou desalinhamentos nos ângulos do quadríceps.

- A posição das mãos da Virilha equilibra o chacra raiz.
- A posição das mãos dos Joelhos equilibra as pernas.
- A posição das mãos dos Tornozelos trabalha com ambos os tornozelos para equilibrar a energia.

SEQUÊNCIA

1. *Toque:* Virilha
2. *Pressão suave:* desça as palmas das mãos da parte superior da coxa até o topo do joelho
3. *Toque:* Joelhos
4. *Pressão suave:* desça as palmas das mãos do joelho até o tornozelo
5. *Toque:* Tornozelos (ponha as mãos ao redor de cada lado do tornozelo)

OUTRAS TÉCNICAS

Coloque um cristal de granada-vermelha na mesa de tratamento, entre os tornozelos do seu cliente.

TPM, Cólicas menstruais

Chacras: umbilical, todos

A TPM e as cólicas menstruais se originam no chacra umbilical e estão relacionadas principalmente a mudanças hormonais. No entanto, exaustão e problemas de humor, que também estão relacionados à TPM, podem se originar nos chacras da coroa e raiz. Problemas hormonais também podem afetar negativamente as glândulas adrenais, e a exaustão adrenal pode contribuir para distúrbios menstruais, assim como problemas na tireoide.

- A posição das mãos dos Olhos equilibra os chacras frontal e da coroa.
- A posição das mãos da Garganta beneficia a tireoide.
- A posição das mãos do Coração equilibra os chacras superiores e inferiores.
- As posições das mãos do Plexo solar e das Adrenais beneficiam as adrenais.
- As posições das mãos do Umbigo e do Hara equilibram o chacra umbilical.
- A posição das mãos da Virilha equilibra o chacra raiz.

SEQUÊNCIA

1. *Toque:* Olhos
2. *Toque:* Garganta
3. *Toque:* Coração
4. *Toque:* Plexo solar
5. *Toque:* Adrenais
6. *Toque:* Umbigo
7. *Toque:* Hara
8. *Toque:* Virilha

OUTRAS TÉCNICAS

Crie uma rede de cristais para equilibrar os chacras, colocando-a no chão embaixo da mesa de tratamento da seguinte maneira:

- Chacra raiz: hematita
- Chacra umbilical: cornalina
- Chacra do plexo solar: âmbar báltico
- Chacra cardíaco: fuchsita com rubi
- Chacra laríngeo: água-marinha
- Chacra frontal: lepidolita
- Chacra da coroa: howlita

Veias varicosas

Chacras: raiz e cardíaco

As veias varicosas, que são veias dilatadas e torcidas, são mais comuns nas pernas e nos pés. Elas podem não causar sintomas ou podem causar dor, especialmente quando a pessoa está de pé ou andando. O chacra raiz controla a energia das pernas e dos pés, e o chacra cardíaco está relacionado ao sistema circulatório e aos vasos sanguíneos.

- A posição das mãos do Coração beneficia o sistema circulatório e os vasos sanguíneos e equilibra o chacra cardíaco.
- A posição das mãos da Virilha equilibra o chacra raiz.
- As posições das mãos dos Joelhos e dos Tornozelos beneficiam as pernas.
- A posição das mãos dos Pés beneficia os pés.

SEQUÊNCIA

1. *Toque:* Coração
2. *Toque:* Virilha
3. *Toque:* Joelhos
4. *Toque:* Tornozelos
5. *Toque:* Pés

OUTRAS TÉCNICAS

Seja com você ou sozinho, estimule seu cliente a entoar o Bija mantra LAM (pronunciado *lám*). (Bija mantras são mantras especiais, que têm o poder de criar energia de transformação.)

Vertigem

Chacras: coroa e frontal

A vertigem está associada aos chacras da coroa e frontal. Ela também pode estar relacionada ao ouvido interno. Os clientes com vertigem devem buscar uma avaliação médica a fim de garantir que a causa dela é benigna antes de procurar soluções energéticas.

- As posições das mãos dos Olhos e da Parte de trás da Cabeça equilibram os chacras da coroa e frontal.
- A posição das mãos dos Ouvidos beneficia o ouvido interno.
- A posição das mãos das Adrenais (palmas das mãos nas costelas, logo abaixo do peito, com os dedos apontados para o esterno) ajuda no caso de vertigem causada por exaustão.
- A posição das mãos dos Pés beneficia o aterramento.

SEQUÊNCIA

1. *Toque:* Olhos
2. *Toque:* Ouvidos
3. *Toque:* Parte de trás da Cabeça
4. *Toque:* Adrenais
5. *Toque:* Pés

OUTRAS TÉCNICAS

Sugira ao seu cliente que, toda vez que sentir tontura, ele se sente com os pés no chão e visualize raízes saindo deles e entrando na Terra. Ele deve ficar assim por alguns minutos ou até a tontura diminuir.

7 Cura mental, emocional e espiritual

Quando lidamos com um ser humano completo, é difícil separar saúde física, mental, emocional e espiritual. Cada uma delas afeta a outra e compõe a saúde do indivíduo como um todo. Portanto, quando trabalhamos com os problemas de saúde de um cliente, também é importante trabalhar com questões emocionais, mentais e espirituais. Assim como no caso dos problemas físicos, eles podem estar relacionados a desequilíbrios energéticos nos chacras e no corpo sutil (energético).

A saúde e o funcionamento ideal requerem um equilíbrio energético e também atenção ao corpo, à mente e ao espírito. O Reiki lida com todos esses quatro aspectos da saúde. Para as ciências médicas é diferente: há uma separação entre saúde física e saúde mental, emocional e espiritual. Como reikianos, trabalhamos com as pessoas holisticamente e as enxergamos como almas com um corpo, uma mente e um espírito — e todos esses aspectos precisam funcionar em equilíbrio.

Muito embora as questões mentais, emocionais e espirituais sejam separadas da saúde física nas ciências médicas, é importante que você recomende que seu cliente busque o atendimento do profissional de saúde adequado, seja no setor de saúde física ou mental, se ele estiver enfrentando problemas como variações de humor graves (que podem estar relacionadas a um desequilíbrio químico, como no caso do transtorno bipolar), depressão, pensamentos suicidas e problemas semelhantes. Assim como no caso dos problemas físicos, seu papel não é diagnosticar, e você não deve contradizer as recomendações dos profissionais de saúde física ou mental. Em vez disso, considere sua terapia como um tratamento energético complementar, a ser oferecido juntamente com o tratamento adequado para a saúde física ou mental.

Nas seções a seguir, identifiquei problemas mentais, emocionais e espirituais que são comuns, e recomendo o Reiki e outras terapias energéticas para ajudar a equilibrar as energias que costumam estar relacionadas a eles.

Abandono

Chacras: raiz e umbilical

O abandono traz a sensação de traição, e quanto mais cedo na vida a pessoa o vivencia, mais provável é que isso afete fortemente sua psique. O abandono afeta dois chacras: o abandono pela (ou da) família é uma questão do chacra raiz, enquanto o abandono por um (ou de um) parceiro afeta o chacra umbilical. Quer seja medo de abandono, a existência de sentimentos mal resolvidos provocados pelo abandono ou uma tendência de abandonar os outros na sua vida, o Reiki pode ajudar a equilibrar energias e provocar a cura.

- A posição das mãos do Coração é benéfica no caso do sofrimento causado pelo abandono, e estimula a compaixão em pessoas que têm a tendência de abandonar os outros.
- A posição das mãos do Plexo solar é benéfica no caso de problemas de autoestima causados pelo abandono.
- As posições das mãos do Umbigo e do Hara equilibram o chacra umbilical.
- A posição das mãos da Virilha equilibra o chacra raiz.
- A posição das mãos dos Pés proporciona o aterramento.

SEQUÊNCIA

1. *Toque:* Coração
2. *Toque:* Plexo solar
3. *Toque:* Umbigo ou Hara
4. *Toque:* Virilha
5. *Toque:* Pés

OUTRAS TÉCNICAS

Coloque cristais de cornalina laranja-avermelhada na mesa de tratamento, na altura do Hara, nos dois lados do seu cliente.

Abundância e Prosperidade

Chacras: umbilical, raiz e plexo solar

Os problemas de prosperidade originam-se no chacra umbilical. Porém, se as questões relacionadas à abundância e à prosperidade são severas a ponto de afetarem a segurança e o bem-estar, elas também afetam a energia do chacra raiz. Quando os problemas de abundância afetam a falta de autoestima ou se originam nela, eles também podem causar (ou ser causados por) desequilíbrios energéticos no chacra do plexo solar.

- A posição das mãos do Plexo solar equilibra o chacra do plexo solar e é benéfica no caso de problemas relacionados à autoestima provocados pela falta de abundância.
- As posições das mãos do Umbigo e do Hara equilibram o chacra umbilical.
- A posição das mãos da Virilha melhora a sensação de segurança e equilibra o chacra raiz.

SEQUÊNCIA

1. *Toque:* Plexo solar
2. *Toque:* Umbigo
3. *Toque:* Hara
4. *Toque:* Virilha

OUTRAS TÉCNICAS

As crenças relacionadas ao dinheiro são o maior obstáculo para a prosperidade. Peça ao seu cliente para afirmar diariamente: "Eu agradeço por ter abundância em todas as coisas", para reverter suas crenças negativas sobre abundância.

Abuso

Chacras: cardíaco, plexo solar, umbilical e raiz

O abuso — quer sejamos a pessoa que sofreu o abuso ou que o cometeu — afeta os primeiros quatro chacras. As questões relacionadas à segurança (chacra raiz) costumam fazer parte do problema, tanto no caso de quem sofre abuso quanto no caso de quem o comete. A necessidade de estar no controle ou o medo de ser controlado (chacra umbilical) e a autoestima (chacra do plexo solar) também têm seu papel no abuso. Por fim, o chacra cardíaco é o lugar em que surgem o amor, o perdão e a compaixão — seja por si mesmo ou pelos outros —, e todos eles são importantes para a superação do abuso.

- A posição das mãos da Garganta estimula a ação de dizer sua própria verdade.
- A posição das mãos do Coração estimula a compaixão, o perdão e o amor incondicional, além de equilibrar o chacra cardíaco.
- A posição das mãos das Adrenais equilibra as glândulas adrenais.
- As posições das mãos do Umbigo e do Hara equilibram o chacra umbilical.
- A posição das mãos da Virilha equilibra o chacra raiz.
- A posição das mãos dos Pés estimula a independência.

SEQUÊNCIA

1. *Toque:* Garganta
2. *Toque:* Coração
3. *Toque:* Adrenais
4. *Toque:* Plexo solar
5. *Toque:* Umbigo
6. *Toque:* Hara
7. *Toque:* Virilha
8. *Toque:* Pés

OUTRAS TÉCNICAS

Fuchsita com rubi beneficia tanto o chacra raiz quanto o cardíaco. Recomende que seu cliente use uma pulseira ou um anel que tenha fuchsita com rubi.

Aceitação e Entrega

Chacras: plexo solar, laríngeo e raiz

A aceitação e a entrega (ou a incapacidade de aceitar e se entregar) estão inter-relacionadas. Muitas pessoas têm dificuldades com a aceitação (chacra do plexo solar) e com a capacidade de se entregar à vontade divina (chacra laríngeo). É no chacra raiz que a pessoa começa a se aceitar como um indivíduo separado dos outros.

- A posição das mãos da Garganta facilita a entrega à vontade divina e equilibra o chacra laríngeo.
- A posição das mãos do Coração estimula a compaixão.
- A posição das mãos do Plexo solar estimula a autoaceitação e equilibra o chacra do plexo solar.
- A posição das mãos da Virilha beneficia o chacra raiz.
- A posição das mãos do Umbigo melhora o senso de eu, a honestidade e a integridade, e também equilibra o chacra umbilical.

SEQUÊNCIA

1. *Toque:* Garganta
2. *Toque:* Coração
3. *Toque:* Plexo solar
4. *Toque:* Umbigo
5. *Toque:* Virilha

OUTRAS TÉCNICAS

Coloque um cristal de calcita azul no chacra laríngeo do seu cliente.

Alegria e Felicidade

Chacras: umbilical e cardíaco

A alegria origina-se na energia do chacra umbilical, mas se mover para um lugar de amor (chacra cardíaco) também beneficia a felicidade.

- As posições das mãos do Hara e do Umbigo equilibram o chacra umbilical.
- A posição das mãos do Coração estimula o amor incondicional e equilibra o chacra cardíaco.

SEQUÊNCIA

1. *Toque:* Hara
2. *Toque:* Umbigo
3. *Toque:* Coração

OUTRAS TÉCNICAS

Durante o tratamento, peça que seu cliente visualize que está inspirando a alegria pelo nariz como uma forte luz laranja, pelo tempo que ele achar confortável.

Amor

Chacra: cardíaco

Quer ele seja romântico, familiar, amigável ou incondicional, todo amor se origina no chacra cardíaco. Equilibrar as energias desse chacra estimula o amor.

- As posições das mãos do Coração e do Meio das Costas (com o cliente deitado de barriga para baixo) estimulam e fortalecem o amor, além de equilibrar o chacra cardíaco.
- A posição das mãos do Plexo solar estimula o amor-próprio e equilibra o chacra cardíaco.

SEQUÊNCIA

1. *Toque:* Plexo solar
2. *Toque:* Coração
3. *Toque:* Meio das Costas (com o cliente deitado de barriga para baixo)

OUTRAS TÉCNICAS

Coloque cristais de quartzo-rosa em cima da mesa de tratamento, nos lados do chacra cardíaco do seu cliente.

Ansiedade, Medo, Preocupação, Estresse e Pânico

Chacra: raiz

É natural se sentir ansioso ou assustado de vez em quando. Nós humanos fomos criados tendo o instinto de luta ou fuga como uma reação ao medo, para que pudéssemos nos proteger dos predadores. Infelizmente, muitas pessoas sentem estresse, medo, preocupação ou ansiedade de uma maneira crônica. Os quatro são níveis de uma mesma escala. Quando o medo se torna crônico, ele se manifesta como estresse, preocupação e ansiedade. Esses problemas costumam estar relacionados à segurança (chacra raiz). A ansiedade crônica também afeta as glândulas adrenais e pode causar fadiga adrenal.

- A posição das mãos da Garganta beneficia os hormônios da tireoide (os desequilíbrios desses hormônios podem contribuir para a ansiedade).
- A posição das mãos das Adrenais beneficia as glândulas adrenais.
- As posições das mãos do Hara e da Virilha equilibram o chacra raiz.

SEQUÊNCIA

1. *Toque:* Garganta
2. *Toque:* Adrenais
3. *Toque:* Hara
4. *Toque:* Virilha

OUTRAS TÉCNICAS

Quando seu cliente sentir medo, recomende que ele feche os olhos e se concentre na inspiração pelo nariz, repetindo: "Eu inspiro a paz". Em seguida, ele deve expirar pela boca, repetindo: "Eu expiro o medo". Ele pode fazer isso por alguns momentos ou até começar a se sentir calmo.

Aterramento

Chacra: raiz

O aterramento ajuda a pessoa a se manter concentrada no aqui e no agora. Também é benéfico quando a pessoa se sente esgotada devido a emoções fortes.

- A posição das mãos da Virilha equilibra o chacra raiz.
- As posições das mãos dos Joelhos, dos Tornozelos e dos Pés propiciam o aterramento.

SEQUÊNCIA

1. *Toque:* Virilha
2. *Toque:* Joelhos
3. *Toque:* Tornozelos
4. *Toque:* Pés

OUTRAS TÉCNICAS

Sugira que, toda vez que seu cliente não estiver se sentindo aterrado, ele se sente em uma cadeira, coloque os pés no chão e passe alguns minutos visualizando raízes saindo das solas dos seus pés e crescendo para dentro da Terra.

Autocontrole e Força de vontade

Chacra: plexo solar

A força de vontade e o autocontrole vêm da determinação, que se origina na energia equilibrada do chacra do plexo solar.

- As posições das mãos do Plexo solar e do Meio das Costas (com o cliente deitado de barriga para baixo) equilibram o chacra do plexo solar.

SEQUÊNCIA

1. *Toque:* Plexo solar
2. *Toque:* Meio das Costas (com o cliente deitado de barriga para baixo)

OUTRAS TÉCNICAS

Coloque um cristal de citrino na mesa de tratamento, em cada lado do plexo solar do seu cliente.

Autoestima e Autovalorização

Chacra: plexo solar

A energia para estimular a autoestima e a autovalorização encontra-se no chacra do plexo solar. Porém, antes de encontrá-las, a pessoa precisa se sentir segura e protegida (chacra raiz) e ter um senso de eu (chacra umbilical).

- A posição das mãos da Virilha estimula a segurança e a proteção, e equilibra o chacra raiz.
- As posições das mãos do Hara e do Umbigo beneficiam a autoidentidade e equilibram o chacra umbilical.

- A posição das mãos do Plexo solar equilibra o chacra do plexo solar.

SEQUÊNCIA

1. *Toque:* Virilha
2. *Toque:* Hara
3. *Toque:* Umbigo
4. *Toque:* Plexo solar

OUTRAS TÉCNICAS

Toda vez que seu cliente se sentir inseguro, ou como uma afirmação diária, sugira que ele repita a seguinte afirmação, "Estou seguro, sei quem eu sou e me amo incondicionalmente".

Automutilação e Autossabotagem

Chacra: raiz

Se a pessoa se automutila ou se autossabota constantemente, é provável que sua energia do chacra raiz esteja bloqueada ou desequilibrada.

- As posições das mãos dos Pés, dos Tornozelos e dos Joelhos fazem a energia da Terra subir.
- A posição das mãos da Virilha equilibra o chacra da raiz.

SEQUÊNCIA

1. *Toque:* Pés
2. *Toque:* Tornozelos
3. *Toque:* Joelhos
4. *Toque:* Virilha

OUTRAS TÉCNICAS

Coloque um cristal de quartzo-enfumaçado em cima da mesa de tratamento, entre as pernas do seu cliente.

Insônia e Falta de Sono

Chacras: frontal e coroa

A dificuldade para dormir é causada por desequilíbrios nos chacras da coroa e frontal, também podendo estar relacionada a desequilíbrios na tireoide (chacra laríngeo) e nas adrenais (chacra do plexo solar).

- A posição das mãos do Plexo solar equilibra as glândulas adrenais e o chacra do plexo solar.
- A posição das mãos das Adrenais beneficia as glândulas adrenais.
- A posição das mãos da Garganta beneficia a tireoide e equilibra o chacra laríngeo.
- As posições das mãos dos Olhos, dos Ouvidos e da Parte de trás da Cabeça beneficiam os chacras da coroa e frontal.

SEQUÊNCIA

1. *Toque:* Plexo solar
2. *Toque:* Adrenais
3. *Toque:* Garganta
4. *Toque:* Olhos
5. *Toque:* Ouvidos
6. *Toque:* Parte de trás da Cabeça

OUTRAS TÉCNICAS

- Durante a sessão, coloque óleo essencial de lavanda no seu difusor.
- Recomende que seu cliente durma com um cristal de ametista na mesa de cabeceira.

Intuição

Chacras: frontal e coroa

A intuição vem do eu superior e do divino, entrando na mente pelos chacras frontal e da coroa.

- As posições das mãos dos Olhos, dos Ouvidos e da Parte de trás da Cabeça beneficiam os chacras da coroa e frontal.

SEQUÊNCIA

1. *Toque:* Olhos
2. *Leve batida:* leve batida com dois dedos ao redor do chacra frontal, fazendo um movimento no sentido anti-horário
3. *Toque:* Ouvidos
4. *Toque:* Parte de trás da Cabeça

OUTRAS TÉCNICAS

Coloque cristais de quartzo-transparente na mesa de tratamento, dos dois lados da cabeça do seu cliente.

Irritabilidade

Chacras: plexo solar, umbilical e raiz

A irritabilidade tende a se originar nos chacras do plexo solar, umbilical e raiz, onde problemas de segurança, proteção, autoidentidade e autoestima vêm à tona. Em relação aos hormônios, a tireoide (chacra laríngeo) e as glândulas adrenais também têm seu papel nessa questão.

- A posição das mãos do Coração fortalece a compaixão, além de centrar e equilibrar o chacra cardíaco.
- A posição das mãos da Virilha equilibra o chacra raiz.
- As posições das mãos do Hara e do Umbigo equilibram o chacra umbilical.

- A posição das mãos das Adrenais beneficia as glândulas adrenais.
- A posição das mãos do Plexo solar equilibra o chacra do plexo solar.
- A posição das mãos da Garganta beneficia a tireoide e equilibra o chacra laríngeo.

SEQUÊNCIA

1. *Toque:* Virilha
2. *Toque:* Hara
3. *Toque:* Umbigo
4. *Toque:* Adrenais
5. *Toque:* Plexo Solar
6. *Toque:* Garganta
7. *Toque:* Coração

OUTRAS TÉCNICAS

A ágata-azul rendada proporciona uma energia calmante. Coloque um cristal dela perto da garganta do seu cliente, em cima da mesa de tratamento.

Memória

Chacra: frontal

A memória é uma função da capacidade intelectual e se origina no chacra frontal.

- As posições das mãos dos Olhos, dos Ouvidos e da Parte de trás da Cabeça beneficiam o chacra frontal.

SEQUÊNCIA

1. *Toque:* Olhos
2. *Leve batida:* leve batida com dois dedos no chacra frontal, fazendo um círculo no sentido anti-horário

3. *Toque:* Ouvidos
4. *Toque:* Parte de trás da Cabeça

OUTRAS TÉCNICAS

Durante a sessão, coloque óleo essencial de alecrim no seu difusor.

Motivação

Chacra: plexo solar

A motivação vem da autoestima, que se origina no chacra do plexo solar. No entanto, você também pode estimular o desejo de fazer as coisas trabalhando dos pés até a virilha, para que a energia suba até o chacra do plexo solar.

- As posições das mãos dos Pés, dos Tornozelos, dos Joelhos, da Virilha, do Hara e do Umbigo fazem a energia subir da Terra para ajudar o cliente a se motivar.
- A posição das mãos do Plexo solar equilibra o chacra do plexo solar.

SEQUÊNCIA

1. *Toque:* Pés
2. *Toque:* Tornozelos
3. *Pressão suave:* suba as palmas das suas mãos pelas canelas, indo dos tornozelos até os joelhos
4. *Toque:* Joelhos
5. *Pressão suave:* suba as palmas das suas mãos pela frente das coxas, indo do topo dos joelhos até o topo das coxas
6. *Toque:* Virilha
7. *Toque:* Hara
8. *Toque:* Umbigo
9. *Toque:* Plexo solar

OUTRAS TÉCNICAS

Coloque um cristal de cornalina na mesa de tratamento, em cada lado do chacra umbilical do seu cliente.

Mudanças de Humor

Chacras: cardíaco, laríngeo, plexo solar e umbilical

As mudanças de humor podem resultar de problemas com os hormônios sexuais (chacra umbilical), da tireoide (chacra laríngeo) ou das adrenais (chacra do plexo solar). Elas também podem estar relacionadas à baixa autoestima, à raiva ou à amargura (chacra cardíaco).

- As posições das mãos do Hara e do Umbigo beneficiam o chacra umbilical.
- A posição das mãos das Adrenais beneficia as glândulas adrenais.
- A posição das mãos do Plexo solar beneficia a autoestima e o chacra do plexo solar.
- A posição das mãos do Coração afasta a raiva e beneficia o chacra cardíaco.
- A posição das mãos da Garganta beneficia a tireoide e o chacra laríngeo.

SEQUÊNCIA

1. *Toque:* Hara
2. *Toque:* Umbigo
3. *Toque:* Adrenais
4. *Toque:* Plexo solar
5. *Toque:* Garganta
6. *Toque:* Coração

OUTRAS TÉCNICAS

Recomende que seu cliente use joias com quartzo-rosa ou carregue um cristal de quartzo-rosa para obter um efeito calmante.

Negação e Superação

Chacra: umbilical

A negação e a incapacidade de deixar algo para trás surgem do desejo de controlar a si mesmo e também os outros, as emoções, as situações e as circunstâncias (chacra umbilical). Para muitas pessoas, é difícil aprender a deixar algo para trás, pois isso significa saltar no desconhecido e confiar que, se você cair, alguém vai segurá-lo (mesmo que seja você mesmo).

- A posição das mãos do Plexo solar fortalece a vontade individual.
- As posições das mãos do Umbigo e do Hara equilibram o chacra umbilical.
- A posição das mãos da Virilha estimula a segurança e a proteção.

SEQUÊNCIA

1. *Toque:* Plexo solar
2. *Toque:* Virilha
3. *Toque:* Umbigo
4. *Toque:* Hara

OUTRAS TÉCNICAS

Você pode ensinar seu cliente a fazer a seguinte meditação por conta própria quando ele estiver com dificuldades para deixar algo para trás (ele pode fazê-la por cinco minutos ou pelo tempo que achar necessário): o cliente deve se sentar em uma cadeira, com os pés encostados no chão, e respirar profundamente pelo nariz, visualizando que está inspirando paz e confiança.

Em seguida, ele deve expirar com força pela boca para expelir o ar com rapidez, enquanto diz mentalmente: "Eu libero" ou "Eu deixo ir".

Negatividade e Julgamento

Chacra: laríngeo

A negatividade e o julgamento originam-se no chacra laríngeo, onde a pessoa expressa pensamentos, crenças e julgamentos. Fazer essa energia descer até o coração pode ajudar a substituir a negatividade e o julgamento pelo amor.

- A posição das mãos da Garganta equilibra o chacra laríngeo.
- A posição das mãos do Coração traz amor para a situação.

SEQUÊNCIA

1. *Toque:* Garganta
2. *Toque:* Coração

OUTRAS TÉCNICAS

Durante a sessão, coloque óleo essencial de limão no seu difusor.

Obsessão e Compulsão

Chacras: raiz e umbilical

As energias da obsessão e da compulsão são causadas por desequilíbrios no chacra raiz. Esses problemas, no entanto, também têm a ver com controle, que é uma questão do chacra umbilical.

- As posições das mãos da Virilha e do Topo das Pernas (com o cliente deitado de barriga para baixo) equilibram o chacra raiz.
- As posições das mãos do Hara, do Umbigo e da Lombar (com o cliente deitado de barriga para baixo) equilibram o chacra umbilical.

SEQUÊNCIA

1. *Toque:* Virilha
2. *Toque:* Hara
3. *Toque:* Umbigo
4. *Toque:* Topo das Pernas (com o cliente deitado de barriga para baixo)
5. *Toque:* Lombar (com o cliente deitado de barriga para baixo)

OUTRAS TÉCNICAS

Praticantes do *nível 2* podem desenhar o SHK por cima dos chacras raiz, umbilical e do plexo solar, a fim de liberar a energia relacionada às obsessões e compulsões.

Paixão

Chacras: raiz e umbilical

A paixão surge quando a energia sobe do chacra raiz e entra no chacra umbilical.

- As posições das mãos da Virilha e do Topo das Pernas (com o cliente deitado de barriga para baixo) estimulam a energia do chacra raiz.
- As posições das mãos do Umbigo, do Hara e da Lombar (com o cliente deitado de barriga para baixo) estimulam a energia do chacra umbilical.

SEQUÊNCIA

1. *Toque:* Virilha
2. *Toque:* Umbigo
3. *Toque:* Hara
4. *Toque:* Topo das Pernas (com o cliente deitado de barriga para baixo)
5. *Toque:* Lombar (com o cliente deitado de barriga para baixo)

OUTRAS TÉCNICAS

Coloque um cristal de granada em cima da mesa de tratamento, entre as pernas do seu cliente.

Paz

Chacra: cardíaco

A sensação de paz se origina no chacra cardíaco e é emanada para fora a partir dele.

- A posição das mãos do Coração equilibra o chacra cardíaco.
- As posições das mãos da Garganta, dos Olhos, dos Ouvidos e da Parte de trás da Cabeça fazem a paz subir.
- As posições das mãos do Plexo solar, do Hara e da Virilha fazem a paz descer.

SEQUÊNCIA

1. *Toque:* Coração
2. *Toque:* Plexo solar
3. *Toque:* Hara
4. *Toque:* Virilha
5. *Toque:* Coração
6. *Toque:* Garganta
7. *Toque:* Parte de trás da Cabeça
8. *Toque:* Ouvidos
9. *Toque:* Olhos
10. *Toque:* Coração

OUTRAS TÉCNICAS

Coloque um cristal de kunzita ou quartzo-rosa no chacra cardíaco do seu cliente.

Perdão

Chacra: cardíaco

Muitas pessoas têm uma noção errada de perdão e acham que "perdoar" é absolver o outro de suas ações. Na verdade, o perdão sempre tem mais a ver com a pessoa que perdoa, e não com aquela que é perdoada. O ato de perdoar é afirmar que as ações do outro não o afetam mais.

- A posição das mãos do Coração equilibra o chacra cardíaco.

SEQUÊNCIA

1. *Toque:* Coração

OUTRAS TÉCNICAS

A visualização é um caminho poderoso para o perdão. Seu cliente pode fazer a meditação a seguir por conta própria, por cinco minutos ou por mais tempo, conforme a necessidade dele: o cliente deve fechar os olhos e visualizar a si mesmo e a pessoa que ele deseja perdoar, enxergando os vínculos que existem entre os dois como fios reluzentes de energia. Depois que o cliente os enxergar com clareza, ele deve usar uma tesoura imaginária para cortar esses fios energéticos, dizendo em silêncio ou em voz alta: "Eu libero você".

Pesar

Chacra: cardíaco

O pesar permanece no chacra cardíaco, e equilibrar a energia do chacra cardíaco pode ajudar a resolver isso com o passar do tempo.

- A posição das mãos do Coração equilibra o chacra cardíaco.
- A posição das mãos das Adrenais beneficia a fadiga adrenal associada ao pesar.
- A posição das mãos da Garganta estimula a expressão do pesar.

SEQUÊNCIA

1. *Toque:* Garganta
2. *Toque:* Coração
3. *Toque:* Adrenais
4. *Toque:* Coração

OUTRAS TÉCNICAS

Coloque cristais de lágrimas-de-apache na mesa de tratamento, nos lados do chacra cardíaco do seu cliente.

Preguiça

Chacra: raiz

Quando a energia permanece bloqueada no chacra raiz, isso pode resultar em preguiça. Portanto, tratar desse chacra é fundamental para curá-la.

- As posições das mãos do Hara, da Virilha e do Topo das Pernas (com o cliente deitado de barriga para baixo) equilibram o chacra raiz.

SEQUÊNCIA

1. *Toque:* Hara
2. *Toque:* Virilha
3. *Toque:* Topo das Pernas (com o cliente deitado de barriga para baixo)

OUTRAS TÉCNICAS

Coloque um cristal de granada-vermelha na mesa de tratamento, entre as pernas do seu cliente.

Raiva, Fúria, Ressentimento e Amargura

Chacra: cardíaco

Quando a raiva é crônica ou é a emoção a que alguém mais recorre, ou quando a pessoa não consegue controlá-la, temos um problema. Fúria, raiva e ressentimento são níveis em uma mesma escala. A fúria é a forma mais severa da raiva, enquanto o ressentimento surge quando a raiva permanece não resolvida por um longo período. A amargura é o resultado final dessa raiva guardada ou desse ressentimento. A energia desequilibrada do chacra cardíaco contribui para a energia da raiva.

- A posição das mãos da Garganta facilita que a pessoa fale sua verdade e expresse sua raiva da maneira adequada.
- A posição das mãos do Coração equilibra o chacra cardíaco.
- A posição das mãos das Adrenais (palmas das mãos na caixa torácica, abaixo do peito, com as pontas dos dedos na direção do esterno) beneficia as adrenais.
- A posição das mãos do Plexo solar estimula a autovalorização e a autoestima.

SEQUÊNCIA

1. *Toque:* Garganta
2. *Toque:* Coração
3. *Toque:* Adrenais
4. *Toque:* Plexo solar

OUTRAS TÉCNICAS

Quando seu cliente estiver sentindo alguma dessas emoções, ele pode fazer a seguinte meditação, por cinco minutos ou pelo tempo que for necessário para que ele sinta paz: o cliente senta-se com os pés no chão, inspira profundamente pelo nariz e expira pela boca. Ele visualiza a paz entrando pelo seu nariz, preenchendo seus pulmões e percorrendo seu corpo. Ele visualiza a raiva se acumulando no centro do peito, sendo drenada pelos pés e entrando na Terra. Enquanto faz isso, o cliente repete o mantra: "Eu respiro em paz, eu me livro da raiva".

Repressão

Chacra: laríngeo

A repressão é a falta de expressão, que se origina no chacra laríngeo. Os desequilíbrios nele podem impedir a pessoa de falar sua verdade. Também é recomendável que haja um foco secundário no chacra do plexo solar, para abordar a autoestima, e no chacra cardíaco, para abordar a comunicação com amor.

- A posição das mãos da Garganta equilibra o chacra laríngeo.
- A posição das mãos do Coração traz amor e equilibra o chacra cardíaco.
- A posição das mãos do Plexo solar estimula a autoestima e equilibra o chacra do plexo solar.

SEQUÊNCIA

1. *Toque:* Garganta
2. *Toque:* Plexo solar
3. *Toque:* Coração

OUTRAS TÉCNICAS

Coloque um cristal de sodalita na mesa de tratamento, em cada lado do chacra laríngeo do seu cliente.

Segurança

Chacras: plexo solar e raiz

A segurança surge de um forte senso de eu, e o equilíbrio da energia do chacra do plexo solar pode ajudar nisso. No entanto, é um desafio ser uma pessoa segura se os problemas relacionados à sensação de proteção (chacra raiz) não forem abordados antes.

- As posições das mãos do Hara e da Virilha equilibram o chacra raiz.
- As posições das mãos dos Joelhos e dos Pés estimulam as ações independentes (como se sustentar por conta própria).
- A posição das mãos do Plexo solar estimula a autoconfiança e a autoestima, além de equilibrar o chacra do plexo solar.

SEQUÊNCIA

1. *Toque:* Hara
2. *Toque:* Virilha
3. *Pressão suave:* desça as palmas das mãos do topo das coxas até o topo dos joelhos, pela frente das pernas
4. *Toque:* Joelhos
5. *Pressão suave:* desça as palmas das mãos pelas canelas, indo da base dos joelhos até os tornozelos
6. *Toque:* Pés
7. *Toque:* Plexo solar

OUTRAS TÉCNICAS

O olho de tigre amarelo é um cristal que representa força, determinação e empoderamento. Recomende que seu cliente carregue um cristal de olho de tigre amarelo no seu bolso da frente ou que o use em uma pulseira ou colar.

Solidão

Chacras: cardíaco, plexo solar e umbilical

As pessoas que sentem solidão costumam achar difícil abrir o coração (chacra cardíaco) para os outros. Elas podem sofrer de falta de autoestima e de autoidentidade (chacras do plexo solar e umbilical).

- As posições das mãos do Hara e do Umbigo equilibram o chacra umbilical.
- A posição das mãos do Plexo solar equilibra o chacra do plexo solar.
- A posição das mãos do Coração estimula o amor incondicional e equilibra o chacra cardíaco.

SEQUÊNCIA

1. *Toque:* Hara
2. *Toque:* Umbigo
3. *Toque:* Plexo solar
4. *Toque:* Coração

OUTRAS TÉCNICAS

Coloque um cristal de morganita em cima do chacra cardíaco do seu cliente.

Sonhos

Chacras: frontal e coroa

Sonhar pode orientá-lo em relação ao seu eu superior e ao divino. Trabalhar com os chacras superiores pode ajudar a aliviar pesadelos e beneficiar os sonhos que fornecem mensagens importantes.

- As posições das mãos dos Olhos, dos Ouvidos e da Parte de trás da Cabeça equilibram os chacras da coroa e frontal.

SEQUÊNCIA

1. *Toque:* Olhos
2. *Leve batida:* leve batida com dois dedos diretamente no chacra frontal, fazendo um movimento no sentido anti-horário
3. *Toque:* Ouvidos
4. *Toque:* Parte de trás da Cabeça

OUTRAS TÉCNICAS

Recomende que seu cliente durma com um cristal de ametista na sua mesa de cabeceira.

Sorte e Otimismo

Chacras: plexo solar, laríngeo e frontal

No meio da metafísica, costumamos acreditar que você mesmo cria sua sorte com pensamentos positivos (chacra frontal), visualização, comunicação positiva (chacra laríngeo) e foco no seu desejo. A energia da sorte e do otimismo origina-se no chacra do plexo solar e sobe.

- A posição das mãos do Plexo solar equilibra o chacra do plexo solar.
- A posição das mãos da Garganta beneficia a comunicação otimista e equilibra o chacra cardíaco.
- As posições das mãos da Parte de trás da Cabeça, dos Ouvidos e dos Olhos estimulam pensamentos positivos e equilibram o chacra frontal.

SEQUÊNCIA

1. *Toque:* Plexo solar
2. *Toque:* Garganta
3. *Toque:* Parte de trás da Cabeça
4. *Toque:* Ouvidos
5. *Toque:* Olhos

OUTRAS TÉCNICAS

Coloque um cristal de aventurina verde embaixo da mesa de tratamento.

Timidez e Ansiedade Social

Chacra: umbilical

Se seu cliente é extremamente tímido ou tem ansiedade social, isso provavelmente foi causado por um desequilíbrio na energia do chacra umbilical. Também é recomendável estimular o chacra laríngeo para a autoexpressão, o chacra do plexo solar para a autoestima e o chacra cardíaco para o amor.

- As posições das mãos do Hara e do Umbigo equilibram o chacra umbilical.
- A posição das mãos do Plexo solar fortalece a autoestima e equilibra o chacra do plexo solar.
- A posição das mãos do Coração fortalece o amor e equilibra o chacra cardíaco.
- A posição das mãos da Garganta estimula a autoexpressão e a comunicação, além de equilibrar o chacra laríngeo.

SEQUÊNCIA

1. *Toque:* Hara
2. *Toque:* Umbigo
3. *Toque:* Plexo solar
4. *Toque:* Garganta
5. *Toque:* Coração
6. *Toque:* Hara

OUTRAS TÉCNICAS

Coloque um cristal de cornalina debaixo da mesa de tratamento, na altura do Hara.

Vício

Chacra: raiz

Muito embora os problemas de vício se originem energeticamente no chacra raiz, outros chacras e outras áreas também são afetados.

- A posição das mãos da Garganta facilita a entrega da vontade individual à vontade divina (ou a um poder superior).
- A posição das mãos do Coração estimula o amor, a compaixão e o perdão.
- A posição das mãos das Adrenais combate a exaustão e a fadiga das adrenais.
- A posição das mãos do Plexo solar estimula a responsabilidade pessoal e a força de vontade.
- A posição das mãos da Virilha equilibra o chacra raiz.
- A posição das mãos dos Pés ajuda no aterramento, que pode ser um problema no caso de vício.

SEQUÊNCIA

1. *Toque:* Garganta
2. *Toque:* Coração
3. *Toque:* Adrenais
4. *Toque:* Plexo solar
5. *Toque:* Virilha
6. *Toque:* Pés

OUTRAS TÉCNICAS

A ametista é considerada o cristal da sobriedade, e costuma ser usada em tratamentos energéticos para todos os tipos de vícios. Recomende que seu cliente use joias com ametista ou carregue com ele um cristal de ametista.

RECURSOS*

WEBSITES

Associação Internacional de Profissionais de Reiki (IARP)

IARP.org

Uma organização para profissionais de Reiki, com benefícios para os membros, como artigos, treinamentos e um periódico.

Centro Internacional de Treinamento de Reiki

Reiki.org

Website com artigos e informações sobre o Reiki, sua história e suas práticas.

Informações sobre os Chacras de Caroline Myss

Myss.com

Caroline Myss tem uma excelente animação em flash sobre chacras (www.myss.com/free-resources/chakras-your-energetic-being), que informa tudo o que você precisa saber sobre a energia de cada chacra, e os aspectos espirituais, mentais, físicos e emocionais associados a eles.

Reiki Rays

ReikiRays.com

Website excelente com material gratuito sobre Reiki, como livros, artigos e informações sobre as posições das mãos.

SHARe Reiki Community – Grupo do Facebook

Facebook.com/groups/889280421213997

Um grupo informal que oferece assistência, conselhos, companheirismo e informações sobre o Reiki.

* Há diversos recursos acessíveis disponíveis em português, incluindo sites de organizações e instituições dedicadas à formação de reikianos, ao estudo, a discussões e ao compartilhamento de informações sobre a prática do Reiki, comunidades nas redes sociais e aplicativos que podem ser utilizados para facilitar a contagem do tempo durante a aplicação do Reiki. Em uma breve pesquisa na internet, você poderá localizar as opções disponíveis que sejam mais adequadas às suas necessidades e aos seus interesses. Para a sua segurança, lembre-se sempre de seguir os critérios de observação apresentados pela autora neste livro. (Nota da edição)

LIVROS

Anatomia do Espírito: as sete fases do poder e da cura, **de Caroline Myss (Lua de Papel, 2020)**

Na minha opinião, esse é o melhor guia que você pode comprar sobre anatomia energética humana e os problemas de saúde relacionados aos chacras. É bem escrito, abrangente e bem organizado.

O livro dos cristais: guia sobre o poder energético e terapêutico dos cristais, **de Karen Frazier (Mantra, 2020)**

É um bom guia para iniciantes sobre a energia dos cristais, que você pode usar na sua prática de Reiki como uma terapia suplementar.

Reiki Essencial: Manual completo sobre uma antiga arte de cura, **de Diane Stein (Pensamento, 1998)**

Um manual abrangente sobre o Reiki que contém todas as informações necessárias para você após sua sintonização. Muitos mestres usam esse livro como manual de Reiki para alunos de todos os três níveis.

The Reiki Manual, **de Penelope Quest e Kathy Roberts (TarcherPerigee, 2011)**

Um manual de Reiki abrangente e informativo que muitos mestres de Reiki sugerem a seus alunos de todos os três níveis.

Sem tradução para o português. (Nota da edição)

The Subtle Body, **de Cyndi Dale (Sounds True, 2009)**

Esse livro é uma enciclopédia sobre a anatomia energética humana e é uma excelente ferramenta de aprendizado e referência. Eu o consulto regularmente.

Sem tradução para o português. Da mesma autora: *Manual prático do corpo sutil: o guia definitivo para compreender a cura energética* (Cultrix, 2017). (Nota da edição)

APLICATIVOS

Healing Crystals Database

Um guia sobre cristais bastante abrangente, com informações sobre cristais à sua disposição.

Reiki Energy, de Vincent Barousse

Um aplicativo excelente que oferece tratamento rápido para vários problemas e marcação de tempo para o Reiki.

Reiki Healing Music Therapy Holistic Massage Music, de Rehegoo

Um aplicativo que oferece diversas músicas de Reiki que marcam o tempo de três e cinco minutos.

REFERÊNCIAS

AARDA. **American Autoimmune Related Diseases Association, Inc.**, 2018. Autoimmune Disease List. Disponível em: www.aarda.org/diseaselist/. Acesso em: 23 set. 2020.

DORAN, B. The Science Behind Reiki. **The Reiki Times**, v. 13, verão 2009. Disponível em: https://www.equilibrium-e3.com/images/PDF/Science%20Behind%20Reiki.pdf. Acesso em: 23 set. 2020.

EHRLICH, G. E. Low Back Pain. **Bulletin of the World Health Organization**, v. 81, n. 9, p. 671-6, 2003. Disponível em: https://doi.org/10.1001/jama.1982.03330070068042. Acesso em: 23 set. 2020.

MYSS, Caroline. ***Anatomy of the spirit:*** *the seven stages of power and healing*. Nova Iorque: Harmony, 1996.

RAMIREZ, J. P.; OLVERA, L. A.; NIJMEIJER, H.; ALVAREZ, J. The sympathy of two pendulum clocks: beyond Huygens' observations. **Scientific Reports**, v. 6, e23580, p. 1-16, 2016. Disponível em: https://www.nature.com/articles/srep23580. Acesso em: 23 set. 2020.

RAND, W. L. ***An evidence based history of Reiki:*** *a selection of articles from Reiki News Magazine*. Southfield: The International Center for Reiki Training, 2015.

RAND, W. L. What is the history of Reiki? **The International Center for Reiki Training.** Disponível em: www.reiki.org/faq/historyofreiki.html. Acesso em: 23 set. 2020.

STREICH, M. The story of Dr. Chujiro Hayashi. **Reiki News Magazine**, outono 2009. Disponível em: https://www.reiki.org/sites/default/files/StoryOfChujiroHayashi.pdf. Acesso em: 28 out. 2020.

GLOSSÁRIO

Aura: Campo energético que cerca os seres vivos.

Chacra: Um centro energético que conecta o corpo à mente e ao espírito.

Chiryo: Tratamento, mover as mãos até o local onde a energia Reiki é necessária; um dos três pilares do Reiki.

Cho Ku Rei (CKR): Símbolo de poder do Reiki.

Dai Ko Myo (DKM): Símbolo de mestre do Reiki.

Gassho: Uma prática de meditação do Reiki em que as mãos ficam na posição de prece e o olhar se mantém no local onde as pontas dos dedos médios se encostam; um dos três pilares do Reiki.

Hara: Centro energético do ser, e principal ponto de conexão entre o físico e o etérico; encontra-se atrás do umbigo.

Hon Sha Ze Sho Nen (HSZSN): Símbolo de distância do Reiki.

Meridiano: Um caminho energético nos humanos.

Prana: Energia da força vital (também chamada de *chi* ou *qi*).

Reiji Ho: Usar um processo intuitivo para determinar onde existem desequilíbrios energéticos no cliente; um dos três pilares do Reiki.

Reiki: Energia universal de cura.

Reiki *Nível 1*: O primeiro nível de cura do Reiki com que o praticante é sintonizado para poder realizar a cura pela imposição das mãos.

Reiki *Nível 2*: O segundo nível de cura do Reiki com que o praticante é sintonizado, que inclui os símbolos do Reiki *nível 2* de cura a distância, cura emocional e poder.

Reiki *Nível 3*: O nível mais elevado de sintonização do Reiki; permite que o reikiano ensine e sintonize outras pessoas com a energia Reiki (também chamado de *mestre* de Reiki).

Reiki Usui Ryoho: A forma de cura pelo Reiki que chegou até o Ocidente com Hawayo Takata, baseada nos ensinamentos do Dr. Mikao Usui (também chamada de Reiki Usui).

Sei He Ki (SHK): Símbolo mental/emocional do Reiki.

Sintonização: O processo em que o mestre de Reiki sintoniza o aluno de Reiki com a energia de cura e os símbolos do Reiki.

ÍNDICE REMISSIVO

D

E

P

Q

R

S

T

U

V

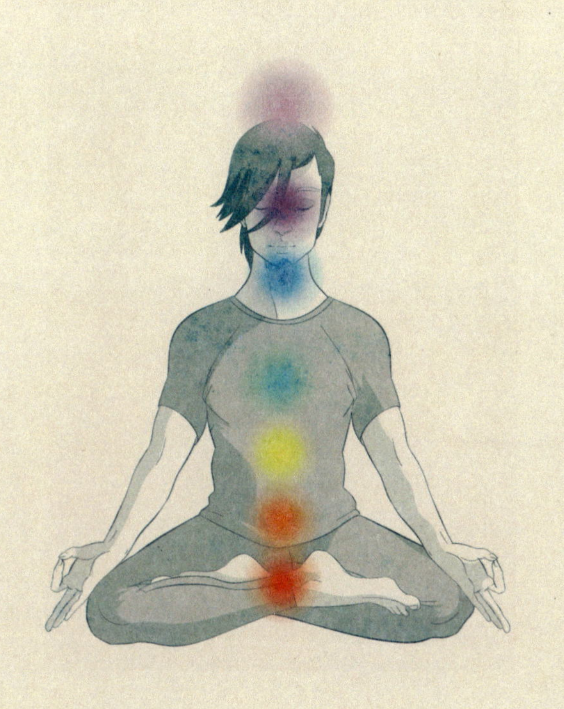

Este livro foi impresso pela Gráfica Grafilar
nas fontes Sentinel e Mirai sobre papel Pólen Bold 90 g/m²
para a Mantra no inverno de 2022.